Cosmética
casera

Cosmética
casera

*150 SENCILLAS RECETAS
DE BELLEZA A PARTIR DE
INGREDIENTES NATURALES*

ANNIE STROLE

URANO

Argentina • Chile • Colombia • España
Estados Unidos • México • Perú • Uruguay • Venezuela

Título original: *Homemade Beauty – 150 Simple Beauty Recipes Made from All-Natural Ingredients*
Editor original: A Perigee Book – Published by the Penguin Group, New York
Traducción: Núria Martí Pérez

1.ª edición Marzo 2015

Las recetas de este libro deben seguirse al pie de la letra. El editor no se hace responsable de la salud del lector ni de la aparición de alergias que requieran supervisión médica. Así como de ninguna reacción adversa causada por las recetas de esta obra.

Si bien la autora ha hecho todo lo posible por citar correctamente las direcciones de Internet y cualquier otra clase de información de contacto al publicar este libro, no se hace responsable, al igual que el editor, de los errores o los cambios que puedan ocurrir después de su publicación. El editor no tiene además ningún control sobre las páginas webs citadas ni sobre sus contenidos, y no se responsabiliza de la página web de la autora ni de las de terceras personas.

Copyright © 2014 by Annie Strole
A Hollan Publishing Inc. Concept
All Rights Reserved
© 2015 de la traducción *by* Núria Martí Pérez
© 2015 *by* Ediciones Urano, S.A.U.
Aribau, 142, pral. – 08036 Barcelona
www.edicionesurano.com

ISBN: 978-84-7953-902-3
E-ISBN: 978-84-9944-818-3
Depósito legal: B-2.525-2015

Fotocomposición: Montserrat Gómez Lao
Impreso por: Liberduplex S. L. – Ctra. BV 2249 Km 7,4 – Polígono Industrial Torrentfondo
08791 Sant Llorenç d'Hortons (Barcelona)

Impreso en España – *Printed in Spain*

Para Paul y Silas

Índice

INTRODUCCIÓN   ix

Primera parte: Bienvenida a los productos de belleza caseros
··

Capítulo 1: ¿por qué es preferible usar cosméticos
cien por cien naturales?   3

Capítulo 2: Ingredientes   5

Capítulo 3: Utensilios   8

Segunda parte: Las recetas
··

Capítulo 4: La piel   13

    Recetas limpiadoras   13

    Recetas hidratantes   31

    Recetas detox   43

    Recetas para mimarte   58

Capítulo 5: El cabello   73

    Recetas limpiadoras   73

    Recetas hidratantes   83

    Recetas detox   101

    Recetas para mimarte   112

Capítulo 6: El cuerpo   126

    Recetas limpiadoras   127

    Recetas hidratantes   135

    Recetas detox   153

    Recetas para mimarte   160

RECURSOS   177

AGRADECIMIENTOS   183

ÍNDICE TEMÁTICO   184

Introducción

Bienvenida a tu guía de productos de belleza cien por cien naturales y sin sustancias tóxicas que podrás crear en un periquete en casa. Aunque te pueda parecer una tarea laboriosa, elaborar tus cosméticos es una de las maneras más poderosas de tomar las riendas de tu propia belleza y salud. Pese al gran número de ingredientes con nombres extremadamente largos y complicados que contienen los productos de belleza de las tiendas, estas sustancias químicas no son necesarias. No te dejes intimidar por lo que ponen los prospectos. Hacerte tus productos de belleza es mucho más fácil de lo que crees.

Algunos de estos ingredientes pueden ser incluso perjudiciales. Los ftalatos, el lauril sulfato de sodio y el laureth sulfato de sodio, el glicol de propileno, el polietilenglicol y los horrendos parabenos no son más que algunos de los ingredientes de los productos de belleza de los que se sabe que causan irritación, cáncer, anomalías metabólicas, alteraciones hormonales y esterilidad.

Dicho esto, a partir de ahora me centraré en los aspectos agradables de los cosméticos naturales en lugar de en los aspectos de los cosméticos convencionales que producen enfermedades. Preparar tus productos de belleza te hará sentir estupendamente y además es divertido. Si te gusta hacerte tú misma las cosas, te lo pasarás en grande creando algunos productos de belleza caseros, y encima te ahorrarás un montón de dinero. Te permitirán, además, tener un bonito gesto si se los regalas a tus amistades y a tus seres queridos.

Como experta en belleza natural, pienso que crear tus cosméticos caseros personalizados es una forma fantástica de encontrar soluciones para la piel problemática sin atacar tu cara, tu cabello y tu cuerpo con sustancias químicas que pueden llegar a ser perjudiciales para ti. Hablo por experiencia propia.

Tras dejar Texas para mudarme a Nueva York, mi piel adquirió un aspecto de lo más horrible. El estrés, el cambio de clima, el cambio de agua, la contaminación y vete a saber qué más, me estaban afectando, y mi piel se vengaba produciendo un montón de granos virulentos e inflamados de gran tamaño. Como es natural lo primero que hice fue cuestionarme mi dieta, e incluso el agua que bebía, asegurándome de hacer ejercicio y dormir bien, pero luego me fijé en lo que me aplicaba en la piel. Tras hacer varias indagaciones descubrí que la crema limpiadora que compraba en la tienda de siempre se componía sobre todo de basura, es decir, de sustancias petroquímicas y conservantes. Empecé a investigar más a fondo algunas marcas de cosméticos naturales y fui descubriendo que muchos de sus ingredientes activos más eficaces se encontraban en mi cocina. Como maquilladora profesional y adicta a los productos de belleza, siempre me había interesado el cuidado de la piel, pero en cuanto me embarqué en mis pesquisas relacionadas con el cuidado natural de la piel, mi interés por este tema se convirtió en una obsesión.

Una amiga me sugirió que tras usar una crema limpiadora, me aplicara vinagre de manzana como tónico en mi alterada piel cubierta de acné. Mi cutis mejoró de forma espectacular y empecé a confiar en los ingredientes naturales para el cuidado de la piel. También comencé a usar aceite de árbol del té para eliminar los granos, y un mejunje hecho de miel y limón para descongestionar los poros (¡lo encontrarás en la parte de las recetas detox del capítulo de la piel!). Mi piel fue mejorando día a día y al final recuperó la homeostasis.

Me empecé a preguntar si los ingredientes naturales también le irían bien a mi cabello seco y a mi cuerpo. Los aceites naturales, las frutas, el yogur y otros ingredientes que había en mi cocina me dejaron el cabello y la piel tan increíblemente nutridos e hidratados que me empezó a fascinar embadurnarme con toda clase de ingredientes comestibles que iba descubriendo.

Pero como era de esperar no pude evitar compartir mi pasión y empecé a publicar recetas de cosméticos naturales en Lovelyish.com, la página web en la que colaboro como redactora. También empecé a recomendar recetas cien por cien naturales a mis amigas, mi familia e incluso a los clientes. A través de este proceso además de educar a los demás aprendí un montón de cosas sobre cómo determinados ingredientes afectan y benefician a otro tipo de pieles distintas a la mía (además de recibir yo misma un buen puñado de recomendaciones).

En este libro encontrarás tanto recetas de mi propia cosecha como adaptaciones de otras que me aconsejaron para mi uso personal. Mientras lo lees y elaboras tus cosméticos naturales, intenta ser creativa y confiar en tu intuición para adaptar las recetas a tus necesidades. Advertirás que las medidas de las cantidades consisten en tazas, cucharadas, gotas, chorritos y puñados porque estás elaborando productos naturales caseros, ya que de lo contrario, si fueras a producir cosméticos en serie o con sustancias químicas, este tipo de medidas no te funcionarían. Pero aquí está precisamente la gracia de estas recetas: para elaborarlas no necesitas seguirlas al pie de la letra. Tal vez lo ideal habría sido indicar las cantidades en gramos, pero he supuesto que la mayoría de mis lectoras no tendrían una balanza de cocina en su casa (pero si tú la tienes, ¡fenomenal!). Una cucharadita de más o ⅛ de taza de menos no arruinarán tus recetas... hasta puede que descubras ¡que a tu piel le sienta bien este ligero cambio en las cantidades! La piel de cada persona es distinta y lo que a ti te va de maravilla puede que a mí no me funcione. ¡Tienes que experimentar con los ingredientes!

Espero que te lo pases tan bien leyendo este libro y creando tus cosméticos naturales como yo me lo he pasado escribiéndolo. No temas equivocarte en una receta y ensúciate las manos ¡porque estar guapa vale la pena!

Tabla de iconos

A lo largo del libro verás una serie de iconos. Sirven para que sepas los cosméticos naturales que son más adecuados para ti o para las personas que los vayan a usar, y también para informarte de si son de un solo uso o se pueden preparar y conservar en mayores cantidades. ¡No te olvides de fijarte en los siguientes iconos!

TABLA DE ICONOS

EN GENERAL:

 es un gran regalo

 de un solo uso

PIEL:

 adecuado para todo tipo de pieles

 adecuado para todo tipo de pieles salvo las sensibles

 adecuado para pieles normales y secas

 adecuado para pieles normales y grasas

 adecuado para pieles grasas propensas al acné

 adecuado para pieles maduras

CABELLO:

 adecuado para todo tipo de cabello

 adecuado para cabello normal y graso

 adecuado para cabello normal y seco

 adecuado para cabello seco

 adecuado para cabello fino

CUERPO:

 adecuado para todo tipo de pieles

 adecuado para pieles normales

 adecuado para pieles normales y secas

PRIMERA PARTE

Bienvenida a los productos de belleza caseros

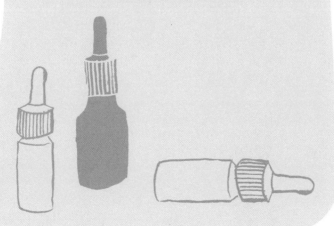

Capítulo 1

¿Por qué es preferible usar cosméticos cien por cien naturales?

A estas alturas salta a la vista que ingerir una dieta compuesta sobre todo de verduras y frutas ecológicas es muy saludable, pero también es importante cuidar la salud de la piel, el órgano más extenso del cuerpo y nuestra primera línea de defensa.

Tal vez te laves la cara cada noche y uses una crema hidratante, otra para el contorno de los ojos y protección solar, además de mascarillas y exfoliantes, pero si estos productos están repletos de sustancias químicas tóxicas y de conservantes, seguramente no serán demasiado saludables para ti.

Por lo visto en la actualidad se está descubriendo que ingredientes como los sulfatos, los parabenos y las fragancias artificiales presentes desde hace décadas en los productos para el cuidado de la piel, el cabello y el cuerpo, provocan reacciones inflamatorias en la piel e incluso se sospecha que causan a la larga algunas graves dolencias, enfermedades y problemas hormonales. Otros ingredientes como los aditivos simplemente impiden que la piel respire y son como tirar el dinero.

Al igual que los alimentos frescos, naturales y sin procesar son buenos para el cuerpo, usar esta clase de ingredientes para tu piel también es excelente para mantenerla sana. Cuando los utilices por primera vez, te sorprenderás de los efectos que un tratamiento natural produce en tu piel. Si bien en el mercado hay algunos productos naturales para la piel fabulosos (¡y caros!), no se puede negar que lo mejor es que te los hagas tú misma con ingredientes frescos. Las recetas de este libro son fáciles de elaborar y divertidas, y sobre todo le irán de maravilla a tu piel, a tu salud y a tu bolsillo.

Capítulo 2

Ingredientes

· ·

Los ingredientes que necesitas para hacer estas recetas son muy fáciles de conseguir. La mayoría los encontrarás en tu cocina (especialmente las frutas, las verduras y los ingredientes típicos para cocinar).

Al igual que te he aconsejado una dieta a base de productos ecológicos de primerísima calidad, también te recomiendo usar la misma clase de ingredientes para tus recetas de belleza. No te preocupes, como solo necesitarás pequeñas cantidades, podrás aprovechar los que te sobren para preparar comidas u otras recetas adicionales. (Mientras elaboro los cosméticos también me encanta picotear algunos de sus deliciosos ingredientes... ¡así es aún mucho más divertido!)

Hay algunas recetas que requieren ingredientes especiales como cera de abeja, manteca de karité y otros que no suelen estar en los supermercados, pero los encontrarás en tiendas de productos naturales, o en Internet. Amazon.com es una auténtica joya para conseguir los ingredientes para elaborar tus productos de belleza y en Mountainroseherbs.com encontrarás toneladas de aceites esenciales de gran calidad, entre otros muchos ingredientes especiales de belleza. NOW Solutions me encanta por la amplia gama de aceites base de primerísima calidad que ofrece, y también puedes encontrarlos en tiendas de productos naturales o en Internet.

En cuanto al jabón de Castilla, un jabón muy suave elaborado con aceite de oliva que incluyo en varias recetas, mi preferido es el Dr. Bronner's Unscented Baby-Mild Castile Soap, pero también encontrarás otras marcas de esta clase de jabón en Internet, en la tienda de productos naturales de tu barrio, e incluso en muchos supermercados y perfumerías.

Al igual que harías si fueras a comértelos, no te olvides de lavar todos los productos de las recetas y de comprobar que su fecha de caducidad no ha expirado, de lo contrario los resultados de tus recetas ¡no serán los mismos!

Detalles sobre los ingredientes aconsejados

- Aceite de coco: virgen sin refinar (mi marca preferida es Nutiva).
- Aceite de oliva: virgen extra.
- Vinagre de manzana: puro, ecológico (mi marca preferida es Bragg).
- Jabón de Castilla (mi marca preferida es Dr. Bronner's Unscented Baby-Mild Castile Soap).
- Yogur: usa siempre yogur natural sin sabor a frutas. Yo prefiero el griego, pero mientras sea natural y contenga bacterias beneficiosas, te servirá cualquier otro.
- Miel: pura, la ecológica es la mejor. La encontrarás en la tienda de productos orgánicos de tu barrio o en los merca-

dillos de productos naturales. Como la mayoría contiene sirope de maíz, un ingrediente que no es demasiado recomendable para tu piel, es mejor comprarla directamente a un apicultor, porque fomenta la crianza de abejas de la zona en la que vives y además esta clase de miel es muy saludable y beneficiosa para la piel (tomar una cucharada de miel al día ¡reduce notablemente la alergia al polen!). Te aconsejo que adquieras miel pura líquida en lugar de la sólida, va mejor para elaborar las recetas, aunque puedes usar ambas. Si eliges la sólida, no te olvides de fundirla antes de incorporarla a cualquiera de tus recetas.

- Aceite de árbol del té: como suele venderse mezclado con otra clase de aceites, asegúrate de adquirir uno que sea totalmente puro.
- Manteca de karité: pura, sin refinar (yo la compro en Amazon.com y en otros proveedores de Internet).
- Manteca de cacao: pura (también la encontrarás en Amazon.com y en otros proveedores de Internet).
- Cera de abeja: pura y amarilla. Yo prefiero usarla en escamas para no tener que partirla o cortarla (y además es mucho más fácil preparar una receta con las escamas). También la compro en Amazon.com y en otros proveedores de Internet.
- Glicerina vegetal: la encontrarás en Amazon.com, en las tiendas de productos naturales o en otros proveedores de Internet.

Capítulo 3

Utensilios

· ·

La ventaja de *Cosmética casera* es que los ingredientes son sencillos y fáciles de conseguir, y además los utensilios que necesitas para preparar las recetas son tan corrientes como los que usas para cocinar o amasar. ¡Seguramente ya los tienes casi todos!

Tazas dosificadoras (o jarras medidoras)
    y cucharas
Cazo
Recipientes para el baño María
    (o una jarra graduada de pyrex
    en un cazo con agua hirviendo)
Batidora o robot de cocina
Batidora de mano
Cubiertos (tenedor, cuchara y cuchillo)
Tabla para cortar

Cuencos (pequeños y medianos)

Recipientes (tarritos, frascos, botellas con dispensador
y de espray)

Colador

Embudo pequeño

Moldes para jabones (los encontrarás en tiendas de
manualidades, en Amazon.com y en otros proveedores
de Internet)

Licuadora[1]

---

1   Solo la necesitas para una receta del libro.

SEGUNDA PARTE

Las recetas

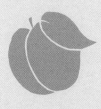

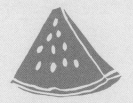

Capítulo 4

La piel

· ·

Las recetas de este capítulo elaboradas con productos naturales, desde limpiadores faciales y tónicos hasta cremas hidratantes y mascarillas, sirven tanto para tratar cualquier problema cutáneo —como acné, arrugas o una piel deshidratada— como para mantener un cutis de ensueño.

Como mi rostro fue la primera zona del cuerpo en la que empecé a probar los productos naturales que hacía en casa, le tengo un especial cariño a este capítulo. Si mi piel, que tantos problemas me daba, llegaba a mejorar con algunos de los mejunjes que elaboraba, era evidente que también le irían de fábula a cualquier otra parte de mi cuerpo.

Recetas limpiadoras

Estas recetas están pensadas para limpiar las impurezas y los residuos que se acumulan en el rostro. Si te maquillas, retírate el maquillaje antes de aplicarte un limpiador facial... o, si no, usa la primera receta de este capítulo, ¡un producto desmaquillante y limpiador a la vez! La ventaja de los limpiadores naturales es que puedes elaborar uno de lo más efectivo que no altere la homeostasis de la delicada piel de tu cara, a diferencia de muchos limpiadores faciales del mercado con ingredientes agresivos y descamantes, o cargados de productos petroquímicos que no sirven para nada.

Los aceites limpiadores y los tónicos de este capítulo pueden convertirse en un fantástico regalo personalizado, pero la mayoría están concebidos para usarlos solo una vez.

Gel desmaquillante de rosas y aceite de oliva

$\frac{1}{2}$ taza de agua destilada
$\frac{1}{4}$ taza de agua de rosas
1 cucharadita de jabón líquido de Castilla
1 cucharada de aceite de oliva virgen extra

Este gel desmaquillante y limpiador ultrasuave con propiedades calmantes te dejará la piel hidratada y mimada. El aceite de oliva elimina el maquillaje y los residuos, y el agua de rosas limpia, refresca e hidrata el cutis.

Vierte los ingredientes en un frasco y agítalo suavemente. Humedécete la cara con agua templada, aplica el gel con ambas manos para darte un masaje en el rostro frotándolo con suavidad y, por último, aclara con abundante agua.

Toallitas desmaquillantes naturales

1 rollo de papel de cocina, cortado por la mitad (hazlo
con un cuchillo grande de sierra. «Sierra» el rollo de
papel por la mitad para crear dos rollos cortos de
papel. Saca el tubo de cartón)
1 fiambrera redonda con cierre hermético donde quepa
el rollo de papel
2 tazas de agua destilada
1 cucharada de aceite de coco virgen sin refinar
1 cucharada de aceite de jojoba
1 cucharadita de aceite de vitamina E

*No se puede negar que las toallitas desmaquillantes son sumamente
prácticas y útiles, pero la mayoría de las marcas que hay en el mercado
contienen ingredientes poco sanos y muchas de las que he comprado ni
siquiera eliminan en profundidad el maquillaje. Hacerte tus propias
toallitas faciales es una actividad divertida y además te da la tranquilidad
de saber que no contiene ninguna sustancia química perjudicial y que
eliminará cualquier resto de rímel o de delineador de ojos que se niegue a
desaparecer.*

Derrite el aceite de coco al baño María o en el microondas (entre 15 y
25 segundos). Vierte el aceite de coco y los otros ingredientes líquidos
en una fiambrera de plástico con cierre hermético. Ciérrala con la tapa
y agítala para que los ingredientes se mezclen bien.

Levanta la tapa y pon dentro del recipiente una de las mitades del
rollo de papel que has cortado antes para que se impregne del líquido.
Tal vez sea necesario «marinarlo» de 5 a 10 minutos para que se em-
pape completamente.

Cuando el rollo esté bien impregnado, embútelo en el recipiente. Cierra la tapa y déjalo en un lugar fresco y seco.

Usa las toallitas húmedas en el rostro seco, centrándote en las áreas con más maquillaje. Después enjuágate la cara o aplícate un limpiador facial si es necesario.

Desmaquillante de ojos de aceite de oliva

TODAS

2 cucharadas de aceite de oliva virgen extra
1 cucharadita de jabón líquido de Castilla
$\frac{1}{4}$ taza de agua destilada

El aceite de oliva va de maravilla para eliminar en cuestión de segundos los restos de maquillaje de los ojos y mantener la delicada piel del contorno hidratada. ¡Esta receta es mucho mejor que cualquier otro producto de los que venden en el mercado que yo haya probado!

Vierte los ingredientes en un frasco pequeño. Agita bien el contenido antes de usarlo. Aplica una pequeña cantidad en una bolita o un disco de algodón y elimina con suavidad el maquillaje de los ojos.

Aceite de vitamina E

El aceite de vitamina E es otro ingrediente que encontrarás a menudo en este libro por una buena razón: porque además de hidratar la piel, reducir las cicatrices y aclarar las manchas, está repleto de antioxidantes. Y los antioxidantes, al combatir los radicales libres, no solo son buenos para la piel sino que ayudan a que los ingredientes del producto que has creado se conserven durante más tiempo. Advertirás que esta clase de aceite se utiliza solo en pequeñas cantidades. Como aplicado en exceso resulta demasiado pesado y empeoraría cualquier tipo de erupción, úsalo siempre con moderación.

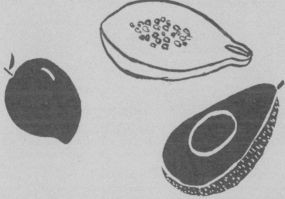

Aceite limpiador facial personalizado

PARA PIEL NORMAL:

2 cucharadas de aceite de girasol

2 cucharadas de aceite de ricino

PARA PIEL GRASA:

1 cucharada de aceite de jojoba

2 cucharadas de aceite de ricino

Si eres propensa al acné, añade 5 gotas de aceite de árbol del té

PARA PIEL MIXTA:

2 cucharadas de aceite de almendras dulces

2 cucharadas de aceite de ricino

PARA PIEL SECA:

2 cucharadas de aceite de aguacate

1 cucharada de aceite de ricino

Como durante mucho tiempo había tenido una piel grasa propensa a sufrir acné, la idea de aplicarme aceite en la cara me daba pavor. Pero al final me atreví a probarlo y a partir de entonces no he dejado de usarlo. Por lo visto cuando te aplicas aceites no comedogénicos en el rostro, el grado de grasa del cutis se equilibra, por lo que tu piel deja de producir demasiado sebo y se vuelve sana y radiante, con un tono uniforme. Cada tipo de piel necesita una clase distinta de aceite, aunque cualquier aceite limpiador debe contener aceite de ricino por sus propiedades antisépticas.

Vierte los aceites específicos para tu tipo de piel en un frasco pequeño y agítalo con suavidad para que se mezclen.

Para usar el aceite limpiador, aplica una cucharadita de la mezcla al rostro y masajéalo a fondo de 1 a 2 minutos. Elimina el exceso de aceite en tu piel con una toallita caliente.

Si después de usarlo te notas la piel tirante o seca, aplícate unas gotas de la mezcla en el rostro con suaves toques para hidratarlo más.

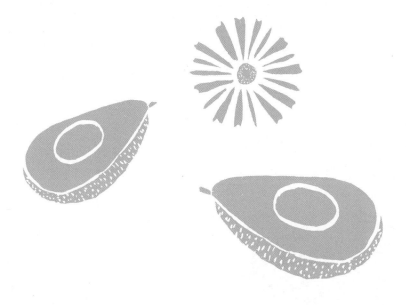

Tónico calmante de lavanda y agua de rosas

1 taza de agua de rosas
1 cucharadita de glicerina vegetal
6 gotas de aceite esencial de lavanda

Los tónicos son fantásticos para limpiar el cutis en profundidad y ayudar a equilibrar e hidratar la piel. Esta receta es ligera, hidratante y calmante, por eso es ideal si tienes una piel seca y sensible.

Vierte los ingredientes en una botella y agítala con suavidad para mezclarlos bien. Después de usar el limpiador facial, aplícate el tónico sobre la piel con una bolita o un disco de algodón.

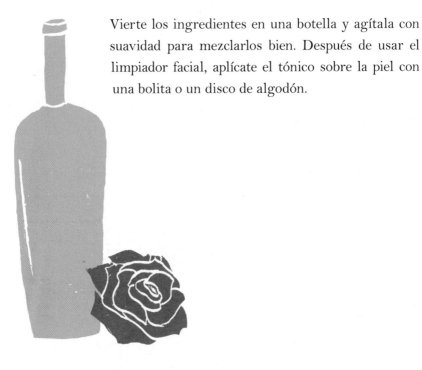

Limpiador facial de yogur y avena

1 taza de copos de avena

$\frac{1}{2}$ taza de yogur

La avena es la superheroína del cuidado de la piel: la suaviza, hidrata, exfolia y equilibra. Y si la combinas con yogur, crearás un limpiador exfoliante e hidratante de ensueño o, si no, también te lo puedes aplicar de 5 a 10 minutos en el rostro ¡como una mascarilla!

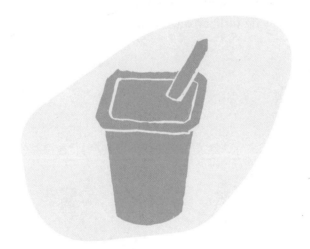

Mezcla los ingredientes en un cuenco hasta obtener una pasta. Aplícate el limpiador masajeando la cara con suavidad, o déjatelo durante el tiempo indicado si lo usas como mascarilla, y aclara con abundante agua.

Tónico de vinagre de manzana

1 taza de agua destilada
$\frac{1}{2}$ taza de vinagre de manzana

El vinagre de manzana es un ingrediente increíble no solo en la cocina, sino también para elaborar tus productos de belleza. Este tónico, además de equilibrar el pH de tu piel, exfoliará las células muertas y te ayudará a reducir la aparición de marcas en la piel.

Mezcla los ingredientes en una botella con tapón. Agítalos bien antes de usarlos y aplícate el tónico sobre la piel con una bolita o un disco de algodón después de utilizar un limpiador. Prepara una nueva mezcla una vez al mes.

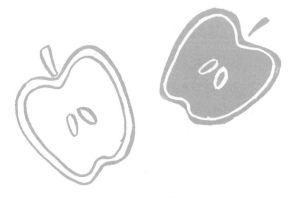

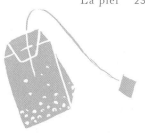

Tónico antiacné de albahaca y árbol del té

G/A

1 ½ tazas de agua destilada
3 cucharadas de albahaca seca
6 gotas de aceite esencial de árbol del té

Aunque la albahaca se conozca como hierba culinaria, también va de maravilla para la piel propensa al acné, ya que actúa como un suave antiséptico natural. Y el aceite de árbol del té se usa mucho por sus beneficios antibacterianos.

Pon agua a hervir, retírala del fuego y echa la albahaca (en bolsitas de infusión o suelta, como prefieras). Déjala reposar 2 horas como si prepararas un té. Cuando la infusión se haya enfriado, cuela la albahaca (si no la has usado en bolsitas) y añade el aceite esencial de árbol del té. Vierte el tónico en una botella o un tarro y aplícatelo sobre la piel con una bolita o un disco de algodón después de usar un limpiador facial.

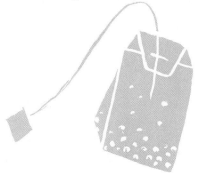

Tónico iluminador a base de cítricos

1 ½ tazas de agua destilada
ralladura de 1 limón
ralladura de 1 naranja
jugo de 1 limón
3 gotas de aceite esencial de mandarina (opcional)

Los cítricos son sumamente revitalizadores y la vitamina C que contienen ayuda a iluminar la piel y a atenuar la decoloración. Me encanta conservar este tónico en una botellita de espray en la nevera y usarlo como una refrescante bruma. Agregarle el aceite esencial de mandarina también va fenomenal porque le aporta una deliciosa fragancia cítrica y, además, tiene propiedades antibacterianas y crea un aura tranquilizadora.

Pon agua a hervir y retírala del fuego. Vierte el agua en un tarro de cristal y añádele la ralladura del limón y la de la naranja. Deja reposar la mezcla en la nevera toda la noche. Cuela las ralladuras, echa la mezcla en el recipiente con cierre hermético que prefieras y añade el jugo de limón recién exprimido. Agrega el aceite esencial de mandarina si lo deseas y aplícate el tónico sobre la piel con una bolita de algodón o directamente con una botella de espray.

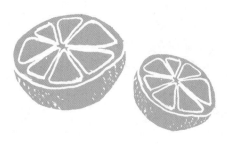

Tónico detox de té verde

1 ½ tazas de agua
4 bolsitas de té verde
jugo de 1 limón

Si tomarte una taza de té verde al día te hace sentir como nueva, salta a la vista que si te lo aplicas sobre la piel también te transformará el cutis. El té verde te limpia de toxinas ¡de dentro a fuera y de fuera a dentro! Este tónico tan increíblemente refrescante es perfecto para limpiar los poros obturados y congestionados.

Pon agua a hervir y retírala del fuego. Echa las bolsitas de té verde y deja reposar la infusión como máximo 2 horas en la nevera. Una vez transcurridas, saca las bolsitas de té y añade el jugo recién exprimido del limón. Vierte el tónico en la botella con tapón que prefieras y aplícatelo sobre la piel con una bolita de algodón después de haber usado un limpiador facial.

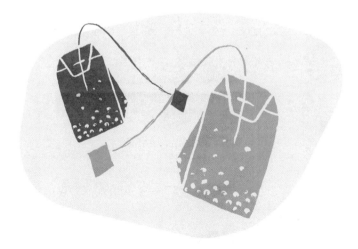

Tónico refrescante de pepino

$\frac{1}{2}$ pepino, picado
$\frac{1}{4}$ taza de agua de rosas
1 cucharadita de glicerina vegetal

Este tónico, que debe conservarse en la nevera, también es perfecto ¡para refrescar e hidratar a fondo la piel y ponerte a tono! El pepino y el agua de rosas refrescan, calman e hidratan la piel sin ser unos ingredientes aceitosos o pesados.

Tritura los ingredientes en una batidora a velocidad alta hasta obtener una mezcla homogénea. Vierte el líquido colado en el recipiente con tapón que prefieras. Aplícatelo con una bolita de algodón o consérvalo en una botella de espray para gozar de una embellecedora bruma. Mantenlo a temperatura ambiente o en la nevera para efectos óptimos.

Mascarilla exfoliante iluminadora de fresas

6 fresas
1 cucharada de yogur
1 cucharadita de miel

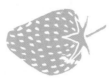

Las fresas están repletas de vitamina C y de otros antioxidantes ideales para la piel. También contienen un ácido suave que exfolia e ilumina el cutis y atenúa las manchas. Esta mascarilla es estupenda para la piel apagada y además es un delicioso tentempié.

Tritura los ingredientes en una batidora o un robot de cocina a velocidad lenta hasta obtener una mezcla homogénea. Extiende la mascarilla sobre la cara y déjala actuar 20 minutos. Aclara con abundante agua templada.

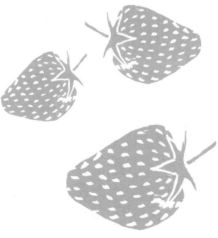

Exfoliante facial de avena y chocolate

$\frac{1}{4}$ taza de cacao en polvo
2 cucharadas de yogur
1 cucharada de miel
1 cucharada de avena en polvo

Esta mascarilla propia de sibaritas combina los poderosos antioxidantes del cacao con las propiedades suavizantes y exfoliantes de la avena. En esta receta la avena tiene que ser en polvo, pero también puedes triturar la misma cantidad de copos de avena con el robot de cocina.

Mezcla los ingredientes en un cuenco hasta crear una pasta sin grumos. Extiende rápidamente la mascarilla en la cara uniformemente, ya que esta receta tiende a espesarse un poco. Déjala actuar 20 minutos y luego aclara con abundante agua templada.

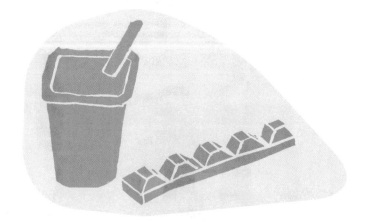

Peeling exfoliante de papaya

$\frac{1}{2}$ papaya, sin piel ni semillas, a trocitos

1 cucharada de miel

jugo de 1 limón

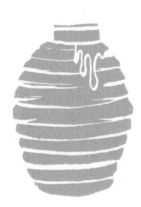

Las papayas son fantásticas para el uso tópico por sus enzimas curativas y exfoliantes, que actúan como los ácidos alfa hidróxidos. Esta mascarilla reduce las arrugas poco profundas, hidrata la piel y además le aporta una bella luminosidad.

Tritura la papaya en una batidora a velocidad alta hasta que la fruta se haya convertido en una pasta sin grumos. Viértela en un cuenco y añade la miel y el jugo recién exprimido del limón. Como esta mascarilla tiende a ser algo líquida, aplícatela si lo deseas con una brocha limpia para base de maquillaje. Déjala actuar 15 minutos y luego aclara con abundante agua templada.

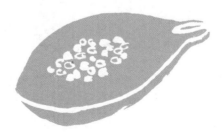

Gel limpiador de limón para un cutis radiante

$\frac{1}{2}$ taza de jabón líquido de Castilla
$\frac{1}{4}$ taza de agua destilada
jugo de $\frac{1}{2}$ limón
1 cucharadita de aceite de vitamina E

Si usas este gel limpiador a diario, con el tiempo tu cutis se revitalizará y te saldrán menos puntos negros. Para lucir una piel más luminosa y menos congestionada solo tienes que usar este purificante zumo de limón dos veces al día.

Echa el jabón líquido de Castilla y el agua destilada en una botella (yo prefiero las que tienen aplicador). Añade el jugo de limón usando un colador para filtrar la pulpa y las semillas. Agrega el aceite de vitamina E y agita la botella para mezclar el contenido. Antes de usar el gel limpiador, agítala siempre.

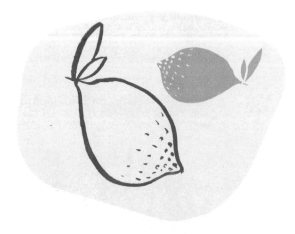

Recetas hidratantes

Una piel bonita es una piel hidratada. Aunque tu piel sea grasa, debes hidratarla. Una buena hidratación previene o reduce la aparición de arrugas y ayuda a curar cualquier cicatriz o imperfección. Las recetas que encontrarás a continuación son aceites hidratantes, lociones, cremas, tratamientos y mascarillas, así que ¡elige la más adecuada para tu tipo de piel!

Mascarilla cremosa de naranja

$\frac{1}{4}$ taza de yogur

1 cucharada de miel

jugo de 1 naranja

3 gotas de aceite esencial de mandarina

Esta mascarilla de alto poder hidratante es perfecta para esos días en que tu rostro no acaba de hidratarse por más cremas que te pongas. La vitamina C de la naranja, al eliminar las células muertas, permite que el hidratante yogur penetre en la piel.

Mezcla los ingredientes en un bol pequeño hasta formar una pasta sin grumos. Extiéndela sobre el rostro y déjala actuar 20 minutos. Aclara con abundante agua templada.

Mascarilla de aceite de oliva y miel

1 cucharadita de aceite de oliva virgen extra
1 cucharada de miel

¡Hidratar el cutis en un periquete no puede ser más fácil! La miel es un hidratante fantástico y el aceite de oliva penetra profundamente en la piel, humectándola y nutriéndola. Esta mascarilla es tan suave que la puedes usar a diario, pero incluso utilizándola una vez a la semana ya sentirás tu piel rejuvenecida e hidratada.

Mezcla los ingredientes hasta formar una pasta homogénea. Aplícate la mascarilla hasta que se vuelva pegajosa. (Así te aseguras de que penetre a fondo y estimule tu piel.) Deja que actúe 10 minutos. Aclara con abundante agua templada.

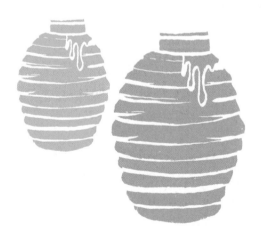

Mascarilla revitalizante de aguacate y pepino

¼ pepino, picado
1 aguacate, sin hueso ni piel
1 cucharada de yogur
1 cucharadita de miel

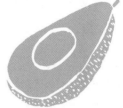

El refrescante pepino y el nutritivo aguacate combinados crean una mascarilla de lo más fresca e hidratante para la piel deshidratada y apagada. También es un tratamiento fabuloso si estás acalorada y necesitas sentir tu piel como nueva.

Tritura los ingredientes en una batidora a velocidad baja o media hasta conseguir una mezcla homogénea. Aplícate la mascarilla y déjala actuar 20 minutos. Para crear un efecto de tratamiento de spa, corta el pepino que te ha quedado y usa dos rodajas ¡como compresas para los ojos! Aclara con abundante agua templada.

Mascarilla hidratante de sandía

1 taza de sandía, a daditos
1 cucharada de yogur
1 cucharadita de miel

Salta a la vista que la sandía es hidratante, porque después de todo se compone de un 93 por ciento de agua. Pero ¿sabías que está repleta de antioxidantes, vitaminas y minerales? Es la fruta estrella para el cuidado de la piel. Esta mascarilla es un tratamiento refrescante maravilloso y además la puedes usar ¡tan a menudo como quieras! Como cortar sandía puede ser una lata, yo prefiero comprar la que venden ya cortada en las fruterías. Es una triquiñuela que resulta muy práctica.

Tritura los ingredientes en una batidora hasta conseguir una pasta homogénea. Extiende la mascarilla uniformemente en el rostro y déjala actuar 20 minutos. Aclara con abundante agua templada.

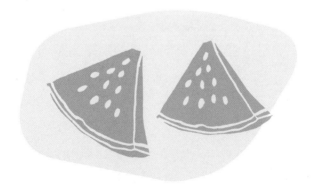

Crema facial ultrahidratante de manteca de karité y de cacao

$\frac{1}{4}$ taza de manteca de karité

$\frac{1}{4}$ taza de manteca de cacao

$\frac{1}{4}$ taza de aceite de oliva virgen extra

$\frac{1}{4}$ taza del aceite esencial que prefieras

Esta receta no solo te proporcionará la crema facial más hidratante, protectora y nutritiva que pueda haber, sino que además te lo pasarás en grande preparándola. Como se conserva bien durante un tiempo, constituye un fabuloso regalo casero.

Funde al baño María la manteca de karité y la manteca de cacao y retira el cazo del fuego. Déjalas enfriar durante media hora. Añade el aceite de oliva y el aceite esencial que prefieras. Guarda la crema en la nevera hasta que se endurezca un poco y luego bátela con una batidora de mano hasta obtener una consistencia cremosa. Conserva la crema en un tarrito de cristal y aplícatela sobre la piel después del limpiador facial y el tónico.

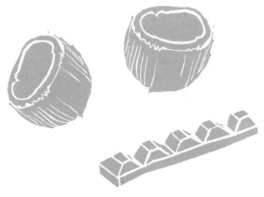

Tratamiento facial calmante de avena y camomila

1 taza de agua destilada
1 bolsita de manzanilla
$\frac{1}{2}$ taza de avena
1 cucharadita de miel

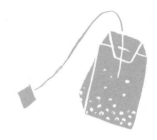

Calma, exfolia e hidrata tu piel con este tratamiento sacado de un spa. La manzanilla elimina las rojeces de la piel al instante y la refresca, y la avena la calma continuamente y reduce las células muertas.

Pon agua a hervir. Apaga el fuego, echa la bolsita de manzanilla y deja reposar 5 minutos. Vierte poco a poco la infusión caliente sobre la avena hasta que se forme una pasta. Deja reposar la mezcla 5 minutos. Si la pasta está todavía demasiado espesa, añade una pequeña cantidad de infusión de manzanilla hasta obtener la consistencia deseada. Agrega la miel y mezcla bien los ingredientes para que no queden grumos.

Extiende el tratamiento sobre el rostro y el cuello limpios, masajeándolos con movimientos circulares de 1 a 2 minutos. Aclara con abundante agua tibia.

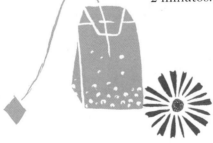

Bálsamo labial de lavanda

1 ½ cucharadas de cera de abeja

1 cucharada de manteca de cacao

1 cucharada de aceite de coco virgen sin refinar

1 cucharada de aceite de almendras dulces

4 gotas de aceite de vitamina E

10 gotas de aceite de vainilla

5 gotas de aceite esencial de lavanda

El bálsamo labial es un producto del que la mayoría de nosotras no podemos (ni debemos) prescindir. ¡Quién se iba a imaginar que elaborarías el bálsamo labial más hidratante y sano que hay en tu propia casa! Esta receta se conserva largo tiempo y constituye un regalo estupendo.

Funde al baño María la cera de abeja, la manteca de cacao y el aceite de coco. En cuanto se hayan fundido, retira el cazo del fuego y añade el resto de los aceites. Vierte el líquido en el recipiente que prefieras usar para tu bálsamo labial (te aconsejo un tarrito de cristal o una cajita de acero inoxidable) y déjalo enfriar durante media hora antes de cubrirlo con la tapa.

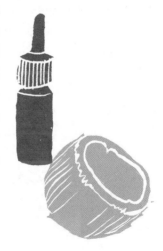

Bálsamo labial de manteca de cacao y miel

1 ½ cucharada de cera de abeja
1 cucharada de manteca de cacao
1 cucharada de manteca de karité
1 cucharadita de miel ecológica pura sin refinar
10 gotas de aceite de vainilla

Este bálsamo labial es tan delicioso ¡que desearás comértelo! Por suerte, como todos los ingredientes son naturales, puedes hacerlo si quieres, aunque no te lo aconsejo, porque esta receta es un regalo perfecto.

Funde al baño María la cera de abeja, la manteca de cacao y la manteca de karité. En cuanto se hayan fundido, retíralas del fuego y añade poco a poco la miel mientras remueves la mezcla. Agrega el aceite de vainilla. Vierte el líquido en el recipiente que hayas elegido usar para tu bálsamo labial y déjalo reposar durante media hora antes de cubrirlo con la tapa.

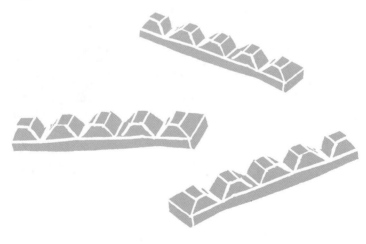

Mascarilla reafirmante de clara de huevo

1 clara de huevo
jugo de $\frac{1}{2}$ limón

La clara de huevo es un astringente natural que tensa y tonifica la piel. Esta receta tal vez sea un poco atrevida si te da repelús la idea de cubrirte la cara con un huevo crudo, pero vale la pena por sus resultados. ¡Te lo prometo!

Bate los ingredientes hasta que la clara esté a punto de nieve. Aplícate la mascarilla en la cara uniformemente, sobre todo en el contorno de la mandíbula. Déjala actuar 10 minutos. Aclara con agua templada.

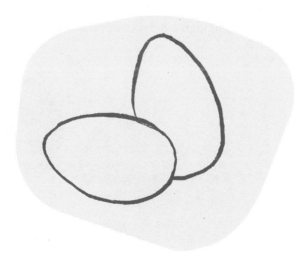

Mascarilla reafirmante de melocotón

1 melocotón, deshuesado y picado
1 cucharada de yogur
1 cucharadita de miel

Aplicado tópicamente, el melocotón no solo es sumamente hidratante sino que además estimula el colágeno en la piel. ¡Y encima limpia los poros obstruidos! El yogur exfolia e hidrata, y la miel te aporta una constante humectación.

Tritura los ingredientes en una batidora a velocidad baja o media hasta obtener una mezcla homogénea. Aplícate la mascarilla en la cara uniformemente, y déjala actuar 20 minutos. Aclara con abundante agua templada.

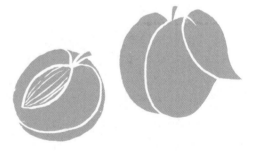

Mascarilla antiedad de aguacate y zanahoria

½ zanahoria grande, picada

½ aguacate

1 cucharada de miel

Esta receta te proporciona la mascarilla antiedad más novedosa. Los nutrientes de la zanahoria y el aguacate favorecen la producción de colágeno y elastina, hidratan la piel ¡e incluso eliminan las manchas que salen con la edad! Para sacarle el máximo partido usa esta mascarilla una o dos veces a la semana.

Pon agua a hervir en un cazo mediano. Cocina la zanahoria de 10 a 15 minutos aproximadamente hasta que esté blanda. Escurre el agua, tritura la zanahoria hasta que adquiera la consistencia de un puré y déjala enfriar. Pica y tritura el aguacate. Mezcla la zanahoria y el aguacate con la miel, y aplícate la mezcla en la cara uniformemente. Déjala actuar 20 minutos. Aclara con abundante agua templada.

Crema calmante de lavanda
para el contorno de los ojos

1 cucharada de cera de abeja
1 cucharada de manteca de karité
1 cucharada de manteca de cacao
1 cucharada de aceite de coco virgen sin refinar
1 cucharada de aceite de aguacate
5 gotas de aceite esencial de lavanda
5 gotas de aceite esencial de jazmín
2 gotas de aceite esencial de pachuli

Durante los meses de invierno o cuando sufrimos alergias, a muchas se nos seca, descama e irrita la zona del contorno de los ojos y las cremas para esta zona de la piel ¡no nos sirven para nada! Esta crema extremadamente suntuosa reduce al instante el aspecto deslucido del contorno de los ojos, calma la delicada piel de esta zona y combate su oscurecimiento y envejecimiento.

Funde al baño María la cera de abeja, la manteca de karité, la manteca de cacao y el aceite de coco. Retíralos del fuego y añade los otros aceites hasta que todos los ingredientes se hayan mezclado bien. Vierte el líquido en un tarrito de cristal y deja que se enfríe antes de cerrarlo con la tapa.

Aplícate la crema por la noche en el contorno de los ojos tras haberte limpiado esta zona.

Aceite facial equilibrante

2 cucharadas de aceite de semillas de uva

2 cucharadas de aceite de jojoba

Tal vez creas que estoy loca de atar por aconsejarte aceites para la piel grasa, pero los aceites han sido una salvación para mi piel grasa propensa al acné y a las marcas que provoca. Los aceites normalizan la producción de grasa en la piel al indicarle que deje de elaborar un exceso de sebo. Un buen número de aceites son sorprendentemente ligeros y aportan la cantidad justa de hidratación que los cutis grasos necesitan. A decir verdad, si tu piel es grasa o propensa al acné, para hidratarla te recomiendo esta receta más que ninguna otra de las que salen en este capítulo. La siguiente receta es perfecta para regenerar, equilibrar e hidratar la piel grasa.

Vierte las dos clases de aceite en un frasco con cuentagotas y aplícate por la mañana y por la noche de 2 a 3 gotas dándote ligeros toques en la cara después de habértela limpiado.

A las pocas semanas advertirás que la producción de grasa en la piel ha disminuido y que tus poros están menos obturados.

Recetas detox

Si tu piel tiene un aspecto amarillento, apagado o congestionado (significa que está llena de puntos negros y con los poros obturados), es hora de recurrir a una buena desintoxicación. En primer lugar, bebe una mayor cantidad de agua y luego prueba algunos de los siguientes tratamientos para eliminar las impurezas ¡según el tipo de piel que tengas!

Tratamiento descongestivo con piña

1 taza de piña, picada
½ taza de yogur
1 cucharadita de azúcar blanco

La piña contiene bromelina, una enzima que va de maravilla para eliminar las células muertas de la piel y descongestionar los poros obturados. Esta mascarilla es perfecta para eliminar el acné en los adultos, porque estarás exfoliando la delicada piel del rostro con enzimas en lugar de usar exfoliantes demasiado fuertes o productos químicos abrasivos. Si te aplicas esta mascarilla una vez a la semana ¡verás una tremenda diferencia en la textura y el tono de tu piel! A no ser que tengas mucha práctica cortando piña, te aconsejo que la compres ya cortada en la frutería. ¡Asegúrate solo de que sea fresca!

Tritura en una batidora la piña y el yogur hasta obtener una pasta homogénea. Vierte la mezcla en un bol y añade el azúcar. Aplícate el tratamiento dándote un suave masaje en la cara, evita la zona del contorno de los ojos. Déjalo actuar durante 1 o 2 minutos. Aclara con agua templada.

Ingrediente estrella:
La piña

M e alegré al descubrir que mi fruta preferida en cualquier época del año es excelente para el cuidado externo de la piel. Está cargada de vitaminas A y C, y de vitaminas B, y además contiene enzimas (en concreto, bromelina) que disuelven las células muertas de la piel y frenan el proceso del envejecimiento.

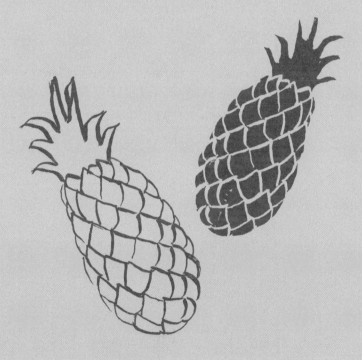

Mascarilla antiedad de puré de calabaza

1 $\frac{1}{2}$ tazas de puré de calabaza ecológica

$\frac{1}{4}$ taza de yogur

1 cucharada de miel

1 cucharada de aceite de oliva virgen extra

La calabaza es otro alimento repleto de enzimas que le aporta vitaminas a la piel, como vitaminas A, C y E. Si la usas una o dos veces a la semana, esta mascarilla desterrará las células muertas de la piel y atenuará las arruguitas y la decoloración del cutis en un solo gesto.

Pon agua a hervir y cuece la calabaza hasta que esté blanda. Retírala del fuego, escurre el agua y tritúrala en la batidora hasta obtener un puré. Mezcla los ingredientes en un bol y aplícate la mezcla en la piel limpia de la cara. Déjala actuar 10 minutos. Limpia con una toallita cualquier exceso de mascarilla. Aclara con abundante agua templada.

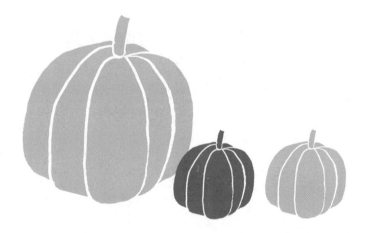

Batido detox superverde

$\frac{1}{2}$ taza de col rizada

$\frac{1}{4}$ taza de yogur natural

1 cucharada de miel

agua destilada, si es necesario

A estas alturas todo el mundo sabe lo buena que es la col rizada para la salud, pero sus hojas verdes también son ideales para desintoxicar y embellecer la piel. La col rizada es rica en vitamina K, la cual ayuda a reducir el oscurecimiento de la piel (si tienes ojeras, este tratamiento te irá de perlas, pero asegúrate de no aplicártelo demasiado cerca de los ojos), y también contiene gran cantidad de vitamina C, sustancia que ayuda a la piel a combatir los radicales libres y estimula la producción de colágeno. El ácido láctico del yogur exfolia suavemente la piel, haciendo que los nutrientes de la col rizada penetren mejor en ella.

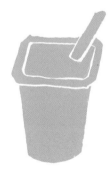

Tritura los ingredientes en una batidora a velocidad alta hasta que se hayan mezclado bien. Si la pasta es demasiado espesa, ve añadiendo pequeñas cantidades de agua destilada hasta obtener la consistencia deseada (ha de quedarte un tanto espesa, pero controla que no sea demasiado líquida).

Extiende la mezcla sobre la piel limpia y seca. Déjala actuar 15 minutos. Aclara con abundante agua y luego aplícate una crema hidratante.

Mascarilla de plátano para pieles grasas

1 plátano
2 cucharadas de yogur
jugo de ½ limón

El plátano reduce la grasa, el acné y el tamaño de los poros al tiempo que mantiene la piel hidratada y le aporta una atractiva luminosidad. Si usas esta mascarilla dos veces a la semana advertirás un gran cambio en tu cutis.

Tritura el plátano hasta que no queden grumos. Échalo en un bol, añádele el yogur y el zumo de limón, y mezcla bien los ingredientes. Aplícate la mezcla en la cara uniformemente, centrándote en la zona-T (la frente, la nariz y la barbilla), donde más grasa suele haber. Déjala actuar 20 minutos. Aclara con abundante agua templada.

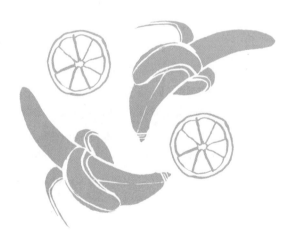

Mascarilla antiacné de bicarbonato de soda

2 cucharadas de bicarbonato de soda
2 cucharadas de agua destilada
4 o 5 gotas de jugo de limón

Si estás buscando un producto natural, barato y fácil de elaborar para combatir el acné, esta receta te encantará. ¡No puede ser más sencilla! El bicarbonato de soda abre los poros y exfolia la capa superior de la piel, y el zumo de limón la purifica y descongestiona. Úsala una vez a la semana.

Mezcla el bicarbonato de soda con agua hasta obtener una pasta. Añádele las gotas del jugo de limón y aplícate la mascarilla sobre la zona afectada. Déjala actuar de 5 a 10 minutos. Aclara con abundante agua.

Tratamiento antigranos de árbol del té

1 cucharada de aceite de árbol del té
3 cucharadas de aceite de jojoba

Las propiedades antibacterianas del árbol del té van de maravilla para reducir los granos. Y el aceite de jojoba es el más parecido a la grasa natural del rostro, por eso cuando lo aplicas externamente le indica a tu cara que deje de producir grasa. Si combinas estos dos ingredientes obtendrás el tratamiento perfecto ¡para mantener las espinillas a raya! Te ayudará a decirles adiós y les impedirá que vuelvan a aparecer.

Vierte los ingredientes en un frasquito y agítalo bien. Aplícate el producto por la noche en la piel, una vez limpia, con un bastoncillo de algodón o un dedo limpio hasta que los granos desaparezcan.

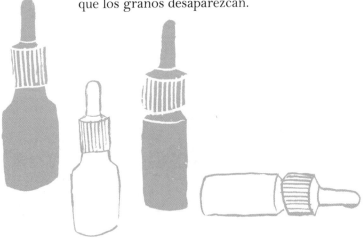

Tratamiento antipuntos negros de miel y limón

$\frac{1}{2}$ limón

un chorrito de miel

Los puntos negros son probablemente uno de los dilemas más frustrantes del cuidado de la piel. Por más que intentes librarte de ellos, estos molestos poritos taponados suelen estar causados por elementos que a duras penas podemos controlar, como el medio ambiente y la producción de sebo. Por suerte hay un método natural y fresco ¡de mantener los puntos negros a raya!

Echa el chorrito de miel sobre la pulpa del limón y frota con la mezcla las zonas afectadas. Déjala actuar 10 minutos y aclara con agua.

Si lo haces una o dos veces a la semana verás que ya no te salen ni por asomo tantos puntos negros como antes.

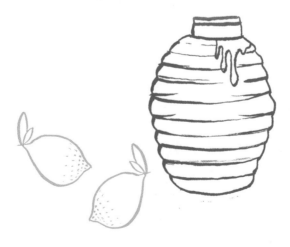

Mascarilla purificadora de yogur y arándanos

$\frac{1}{2}$ taza de arándanos

2 cucharadas de yogur

un puñado de almendras crudas, picadas.

jugo de $\frac{1}{2}$ limón

Cuando tu piel está llena de granitos, congestionada o desvitalizada sabes que ¡es hora de limpiar un poco las impurezas! Esta receta repleta de antioxidantes es deliciosa y embellecedora a la vez. ¡Y encima te lo pasarás en grande elaborándola, extendiéndola sobre la cara e incluso saboreándola!

Tritura los ingredientes en una batidora a velocidad alta hasta que no queden grumos. Extiende la mascarilla en la cara uniformemente y déjala actuar 20 minutos. Aclara con abundante agua.

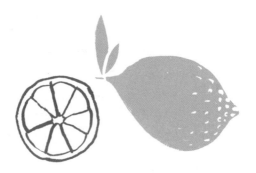

Ingrediente estrella:

El yogur

· ·

El yogur natural parece soso, pero a decir verdad es una de las cosas más increíbles que puedes ponerte en el pelo y en la piel. Contiene ácido láctico, una sustancia que exfolia suavemente la piel y la hidrata, así como los maravillosos cultivos vivos, los cuales, al equilibrar la piel y el cabello, les aportan un bello lustre.

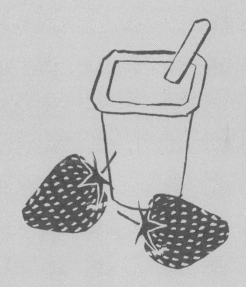

Tratamiento antimanchas de yogur y limón

Jugo de 1 limón
1 cucharadita de azúcar
$\frac{1}{4}$ taza de yogur

La vitamina C del limón reduce notablemente las manchas y unifica el tono de la piel que ha sufrido una decoloración, pero tiende a secar el cutis si se usa solo. Al combinarlo con las propiedades humectantes del yogur, obtienes el tratamiento perfecto para aclarar las manchas oscuras.

Vierte el jugo del limón en un bol pequeño, añádele el azúcar y déjalos reposar 5 minutos. Agrega el yogur y mezcla bien los ingredientes. Aplícate el tratamiento en las áreas afectadas y déjalo actuar 20 minutos. Aclara con agua templada y luego asegúrate de hidratarte la piel.

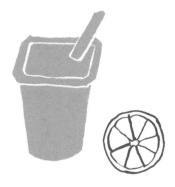

Tratamiento para eliminar las marcas del acné

1 cucharadita de nuez moscada
1 cucharada de miel

El acné es una de las cosas más frustrantes que hay, pero las marcas que deja todavía lo son más. Y encima para ocultarlas tienes que ponerte una capa tan gruesa de cosmético encubridor como la que usas para las espinillas. Pero este magnífico tratamiento te permitirá acabar de una vez por todas con las marcas. Tanto la miel como la nuez moscada son antifúngicas y antiinflamatorias, por eso eliminan las marcas más rápido que ningún otro producto.

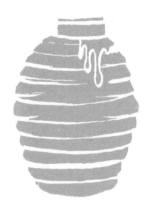

Combina los ingredientes y aplícatelos en el área afectada. Déjalos actuar al menos 30 minutos. Aclara con abundante agua y aplícate en la cara un limpiador si lo deseas.

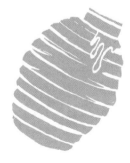

Mascarilla detox de arcilla

1 taza de agua destilada
1 bolsita de té verde
$\frac{1}{2}$ taza de arcilla bentonita
5 gotas de aceite de árbol del té

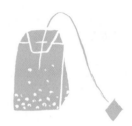

La arcilla es el ingrediente más poderoso del que disponemos para combatir los poros congestionados y, a la vez, es una sustancia totalmente inocua que actúa con suavidad en la piel. Dicho esto, como esta mascarilla es muy potente y tremendamente eficaz —te dejará con una sensación de tirantez en la piel—, ¡no te olvides de hidratarte la cara después de usarla!

Pon agua a hervir y apaga el fuego. Prepara el té verde y déjalo reposar 2 minutos. Cuando se haya enfriado, mézclalo con la arcilla bentonita y el aceite de árbol del té. Aplícate la mascarilla en la cara, centrándote en las áreas congestionadas. Déjala actuar 30 minutos. Aclara con agua tibia y enjuágate la cara con agua fría.

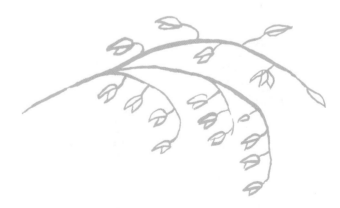

Vaho herbal purificante antiacné

$\frac{1}{4}$ taza de albahaca fresca

$\frac{1}{4}$ taza de romero fresco

$\frac{1}{4}$ taza de menta fresca

10 gotas de aceite esencial de árbol del té

6 tazas de agua destilada

Los vahos son excelentes para limpiar los poros obturados. Por sí solos hacen maravillas, eliminando los residuos, la suciedad y la grasa, pero también son fabulosos si los usas antes de una mascarilla o de otro tratamiento facial, porque permiten que los ingredientes penetren en la piel. Siempre que hago vahos en casa me siento como si me transportaran a un spa. Esta receta es para un solo tratamiento, pero también puedes preparar el doble o el triple de cantidad y guardarla en la nevera durante una semana más o menos.

Mezcla las plantas medicinales y el aceite de árbol del té en un tarro de cristal y ciérralo bien. Deja «marinar» los ingredientes toda la noche.

Para hacer el vaho, pon agua a hervir en un cazo grande con las plantas medicinales. En cuanto llegue al punto de ebullición, mantenla a fuego lento. Con la piel de la cara limpia, acerca el rostro al cazo, manteniéndolo a un palmo y medio de distancia con una toalla sobre la cabeza y el cazo para que el vapor no salga por los lados. Deja que el vapor penetre en tu piel durante 15 minutos. A continuación aplícate una mascarilla o una hidratante.

Recetas para mimarte

Las recetas para el cuidado de la piel te ayudan a mantenerla bonita o a relajarte al darte un tratamiento especial. Todos nos merecemos mimarnos un poco una vez a la semana... ¡o al día! Además, muchas de estas recetas se pueden convertir en fabulosos regalos. ¡Es esencial compartir tus tiernos mimos con los demás!

Colorete luminoso de hibisco

½ cucharadita de arruruz en polvo o de maicena
¼ cucharadita de hibisco en polvo
una pizca de cacao en polvo

Hacerte tu propio colorete no solo te permite librarte de las perniciosas toxinas y conservantes que suelen llevar esta clase de productos, sino que además esta receta ¡le dará a tu piel una luminosidad muy bonita y natural! Créalo para ti y para tus amigas.

Mezcla bien los ingredientes hasta obtener un color uniforme. Añade si lo deseas más hibisco o cacao en polvo, dependiendo del tono rosado o de la calidez que desees conseguir. Guarda la mezcla en una polvera y aplícatela con una brocha para colorete en los pómulos.

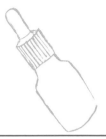

Iluminador para lucir un cutis radiante

2 cucharadas de aceite de semillas de uva
1 cucharadita de aceite de vitamina E
$\frac{1}{2}$ cucharadita de óxido de zinc en polvo
1 $\frac{1}{2}$ cucharaditas de mica natural plateada

Los iluminadores son una atractiva forma de que tu piel luzca radiante. Algunos ingredientes de esta receta no los venden en los supermercados (los encontrarás en tiendas especializadas de Internet), pero el esfuerzo vale la pena por los resultados y, además, puede transformarse en ¡un impresionante regalo!

Echa los ingredientes en un frasquito de vidrio y agítalo para mezclarlos bien. Para aportar toques de luz a tu piel, aplica el iluminador en la parte superior de los pómulos y en el ángulo interior de los ojos, o si quieres iluminar tu rostro añade una pequeña cantidad a la base líquida del maquillaje.

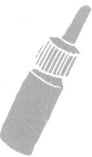

Gel descongestionante para los ojos de aloe y pepino

$\frac{1}{2}$ pepino, pelado y a dados

$\frac{1}{4}$ taza de gel de aloe vera

5 gotas de aceite de vitamina E

Los ojos hinchados son lo peor de lo peor, revelan que no has dormido lo suficiente, que sufres una alergia o quizá que bebiste demasiado la noche anterior... ¡y además te pueden doler un poco! El pepino y el aloe descongestionan y calman la zona ocular. ¡Este gel te hará olvidar por qué tienes los ojos hinchados!

Tritura los ingredientes en una batidora hasta obtener una pasta homogénea. Viértela en un tarrito de cristal, ciérralo y mantenlo en la nevera al menos 2 horas. Aplícate el gel dando toquecitos con el dedo en la piel limpia y seca, centrándote en los ángulos de los ojos.

El gel debería durarte hasta 3 semanas.

Tratamiento antiojeras a base de melocotón

½ melocotón mediano, maduro
1 cucharadita de gel de aloe vera

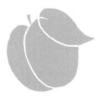

Las ojeras te hacen parecer más cansada de lo que en realidad estás y son difíciles de eliminar y ocultar. Por suerte, como el melocotón está lleno de vitaminas A y E es excelente para combatirlas. Este tratamiento resulta enormemente eficaz y, además, va de maravilla para refrescar los ojos cansados e hinchados.

Corta a dados el melocotón, incluida la piel, y tritúralo con la parte convexa de una cuchara, un tenedor o un cuchillo para este fin. Agrega el gel de aloe vera y mezcla bien los ingredientes. Extiende la mezcla por debajo de los ojos e incluso sobre los párpados si quieres... pero ¡ten cuidado de que no te entre en los ojos! Deja que actúe unos 20 minutos y luego aclara con abundante agua.

Este tratamiento es muy suave y puedes usarlo varias veces a la semana.

Pintalabios de remolacha

2 remolachas pequeñas, crudas y peladas
4 gotas de jugo recién exprimido de limón
$\frac{1}{4}$ cucharadita de aceite de coco virgen sin refinar

La remolacha es un superalimento cargado de vitaminas, minerales y antioxidantes, y cualquiera que haya tenido algún contratiempo con esta clase de hortaliza en la cocina sabe que la mancha que deja en la piel tarda días en irse. ¿Por qué no usar el poder tintante de la remolacha para darle un atractivo color rojo a tus labios?

Para esta receta necesitas ponerte guantes y cubrir la encimera con papel parafinado de carnicería. Lava y corta las remolachas. Tritúralas en una licuadora y recoge el zumo en un bol de cristal. Añade el zumo de limón y el aceite de coco y mezcla bien los ingredientes. Vierte el líquido en un frasquito con la ayuda de un cuentagotas o un miniembudo. Aplícatelo con un pincel para labios o mejor aún, ¡con un frasquito con roll-on!

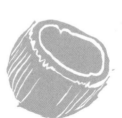

Espray facial refrescante de menta

2 bolsitas de menta
1 taza de agua
jugo de 1 limón, colado
1 cucharadita de glicerina vegetal
10 gotas de aceite esencial de árbol del té
10 gotas de aceite esencial de menta

Cuando aprieta el calor, estás acalorada o tienes la piel inflamada e irritada, no hay nada mejor que rociarte el rostro con una infusión de menta. Conserva esta receta en la nevera, en una botella con pulverizador y úsala ¡siempre que necesites sentir un soplo de aire fresco!

Pon agua a hervir en un cazo mediano y retíralo del fuego. Añade las bolsitas de menta y déjalas reposar de 8 a 10 minutos. Saca las bolsitas y deja enfriar la infusión. En cuanto se haya enfriado, añade el jugo de limón, la glicerina vegetal, el aceite de árbol del té y el aceite de menta. Mezcla bien los ingredientes y viértelos en una botella con pulverizador con la ayuda de un miniembudo. Agítala antes de usarla.

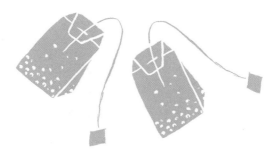

Blanqueante dental de fresas

1 fresa grande o 2 pequeñas, sin el rabito
$\frac{1}{2}$ cucharadita de bicarbonato de soda

Aunque parezca mentira, durante mucho tiempo estuve dudando sobre cambiar mi blanqueante dental convencional por otro natural porque me preocupaba que no me funcionara, creía que la naturaleza no podría darme los blanquísimos dientes que yo deseaba. Pero estaba muy equivocada. Este blanqueante dental es tan eficaz como los que venden en el mercado, y además tiene la ventaja de que es totalmente inocuo y no causa sensibilidad dental. El bicarbonato de soda penetra a fondo en las manchas, y el ácido málico de las fresas te deja los dientes blancos y relucientes. ¡Con esta receta saldrás ganando!

Tritura en un bol pequeño la fresa con la ayuda de un tenedor. Echa el bicarbonato de soda poco a poco hasta obtener una pasta homogénea. Extiende la mezcla en los dientes y deja que actúe de 5 a 10 minutos. Aclara con agua y luego cepíllate los dientes con tu dentífrico habitual.

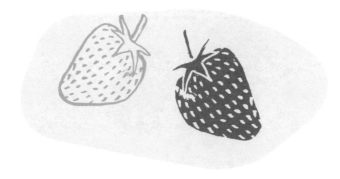

Exfoliante facial de limón y azúcar

3 cucharadas de azúcar blanco

jugo de $\frac{1}{2}$ limón

PARA PIEL SECA, AÑADE:

1 cucharada de aceite de aguacate

PARA PIEL NORMAL, AÑADE:

1 cucharada de aceite de aguacate

PARA PIEL GRASA, AÑADE:

1 cucharada de aceite de ricino

Este exfoliante es perfecto si tu piel está apagada. El azúcar elimina con suavidad las células muertas, y la vitamina C del limón disuelve ¡las que hayan quedado! Si lo preparas con el aceite adecuado para tu cutis, te nutrirá también la piel.

Mezcla el azúcar con el aceite elegido hasta obtener una masa homogénea. Añade el zumo de limón. Aplícate el producto en la piel con un suave masaje para exfoliarla, céntrate en las áreas apagadas o descamadas durante 1 o 2 minutos. Para unos resultados óptimos, deja que actúe en la piel durante 5 minutos. Aclara con agua o elimina el exfoliante con una toalla.

Ingrediente estrella:

El limón

El limón no solo sirve para darle un toque ácido al té frío, sino que este pequeño fruto está repleto de poderosas sustancias embellecedoras. Es antibacteriano y antifúngico, por eso te irá de fábula si eres propensa al acné o a tener la piel congestionada. Como está repleta de ácido cítrico, te ayuda a atenuar las marcas en la piel y a aclarar las zonas oscurecidas. El limón por sí solo también es excelente, ya que el jugo recién exprimido constituye un tónico perfecto para la piel grasa o para equilibrar la piel.

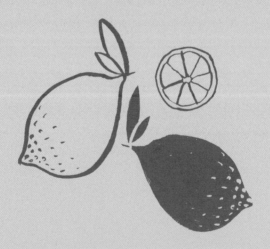

Bronceador natural en polvo

1 cucharada de canela
1 cucharadita de cacao en polvo
1 cucharadita de nuez moscada
2 cucharaditas de maicena

Mi cosmético preferido es un bronceador que le aporta a mi piel un bello y saludable tono dorado ¡sea cual sea la estación del año! ¿Sabías que puedes elaborar un bronceador natural con los ingredientes que probablemente ya tienes en la cocina? Dejando aparte la maicena, también podría ser un delicioso complemento para tu café matutino, ¡es la ventaja de los cosméticos naturales hechos en casa!

Mezcla los ingredientes hasta obtener un color uniforme. Como esta receta no es estricta, puedes agregar la proporción que desees de canela, cacao en polvo y nuez moscada hasta conseguir el color perfecto para tu tono de piel.

A mí me encanta llenar una polvera vacía con este bronceador porque así uso la cantidad justa. Aplícate con una brocha de maquillaje un poco de bronceador en los pómulos, alrededor del nacimiento del pelo y en el cuello para lucir una perfecta piel con un toque dorado natural.

Brillo de labios de coco y mango

$\frac{1}{2}$ cucharadita de aceite de coco virgen sin refinar
1 cucharadita de gel de aloe vera fresco
$\frac{1}{8}$ cucharadita de aceite de vitamina E
3 gotas de extracto natural de mango

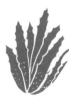

¿Unos labios hidratados y brillantes sin las toxinas de los cosméticos habituales? ¡Me apunto! Este brillo de labios es delicioso y además le aporta una sorprendente luminosidad a tu boca. Y lo mejor de todo es que repara y suaviza los labios.

Derrite el aceite de coco calentándolo unos segundos en el microondas o en el fogón con un cazo pequeño a fuego lento.

Mezcla los ingredientes en un bol pequeño hasta obtener una pasta homogénea. Antes de que se endurezcan, viértelos en un tarrito o recipiente con cierre hermético.

Aplícate el brillo de labios con el dedo o con un pincel labial.

Polvo facial antibrillo

2 cucharadas de maicena o de arruruz en polvo

2 o más cucharaditas de cacao en polvo, dependiendo del tono de tu piel

5 gotas de aceite esencial de limón

Una piel luminosa es muy atractiva, pero una piel grasa... solo diré que no es demasiado favorecedora que digamos. Este polvo antibrillo es ideal para fijar la base líquida de maquillaje o para aplicar en la zona-T a lo largo del día, de ese modo mantienes la piel grasa a raya. ¡Ah, y encima es extremadamente fácil de elaborar!

Mezcla en un bol la maicena y el cacao en polvo y añade el aceite esencial de limón hasta que el polvo facial adquiera un color uniforme. Aplícate como prueba un poco en el extremo del rostro para ver si necesitas agregar más cacao en polvo, y añade cada vez si es necesario ½ cucharadita hasta obtener el tono deseado.

Para una conservación y aplicación ideales, guarda los polvos en una polvera y aplícatelos con una brocha de maquillaje en la piel limpia, para fijar la base líquida de maquillaje o retocarte a lo largo del día.

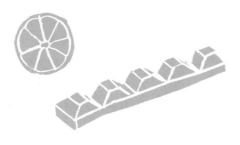

Microdermoabrasión casera

2 cucharaditas de bicarbonato de soda
$\frac{1}{2}$ cucharadita de agua destilada
$\frac{1}{2}$ cucharadita de jugo recién exprimido de limón
5 gotas de aceite esencial de lavanda

La microdermoabrasión es una técnica increíble para reducir las marcas en la piel, las manchas y la hiperpigmentación, pero sin duda no es un tratamiento barato ni tampoco resulta siempre seguro. Esta receta es lo más parecido que hay a la microdermoabrasión de un spa con ingredientes naturales. Como puede dejarte la piel sensible, es mejor realizar el tratamiento por la noche.

Vierte los ingredientes en un bol y mézclalos con los dedos hasta obtener una pasta homogénea. Aplícate la mezcla en la piel, masajeándola con suavidad con pequeños movimientos circulares durante 5 minutos. Elimina la mezcla con una toalla húmeda y caliente, con movimientos suaves y de barrido, procurando no frotarte la piel más de la cuenta. Refréscate la cara con agua fría dándote toques.

Como la cara tal vez te quede enrojecida un par de horas, no te irrites más aún la piel aplicándote ningún tratamiento facial adicional o maquillaje. Y no te olvides de protegértela con crema solar la próxima vez que te expongas al sol.

Sérum alargador de pestañas

1 cucharada de aceite de ricino
1 cucharada de aceite de almendras
5 gotas de aceite de vitamina E

Por desgracia, no todas hemos nacido con las pestañas que nos quedan al ponernos rímel, pestañas falsas o extensiones, y además son caras y difíciles de aplicar, hace falta mucho tiempo y encima pueden dañar tus pestañas naturales. En el mercado hay varios tipos de sérums farmacológicos para el crecimiento de las pestañas, pero contienen sustancias químicas fuertes que pueden ser perjudiciales para tu salud. En cambio, este sérum natural te nutrirá y fortalecerá las pestañas, estimulando su crecimiento y vigor.

Vierte los ingredientes en un tarrito de cristal o en una botella pequeña y agítalos para mezclarlos bien. Agítalos también siempre antes de usar el producto. Por la noche, moja en el sérum un bastoncillo de algodón (los venden en las perfumerías) y deslízalo por las pestañas, centrándote en las raíces. Procura evitar que el sérum te caiga en los ojos (es inocuo, pero te produciría una sensación extraña y molesta). Déjalo actuar toda la noche y elimínalo con agua por la mañana. Para obtener unos resultados óptimos, aplícate también una pequeña cantidad de sérum en las pestañas los días que no lleves los ojos maquillados.

Bálsamo labial con color de frutos del bosque

2 o 3 bayas pequeñas (moras, fresas o frambuesas)
1 cucharada de cera de abeja
1 cucharadita de aceite de coco virgen sin refinar

Reconozco que soy una adicta a los bálsamos labiales… como tantas otras mujeres, me gusta probar uno tras otro. Pero los mejores son los que colorean los labios, ya que además de hidratarlos les dan un precioso toque rosado. Son los mejores amigos de una chica informal. Descubrirás que te lo pasas en grande elaborando tu bálsamo labial con color de frutos del bosque. ¡Prueba distintos frutos del bosque para ver cuál es el tono que más te favorece!

Cocina los frutos del bosque a fuego lento y cuela las semillas o los trocitos que hayan quedado. Derrite al baño María a fuego lento la cera de abeja y el aceite de coco. Retira el cazo del fuego y añade el jugo de los frutos del bosque. Vierte la mezcla en un botecito o un tarrito de cristal y déjala enfriar antes de cubrirlo con la tapa.

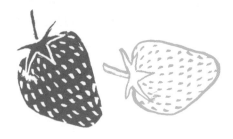

Capítulo 5

El cabello

· ·

Tu pelo, al igual que tu cuerpo, está deseando recibir productos naturales que lo nutran a fondo. En este capítulo encontrarás recetas para elaborar champús, acondicionadores, mascarillas, tratamientos e incluso productos para el peinado del pelo. Te sorprenderás al ver lo deprisa que tu cabello responde a algunos de estos tratamientos, lo saludable que se vuelve después de usarlos durante un tiempo y la cantidad de dinero que te ahorras ¡gracias a estos productos caseros!

Recetas limpiadoras

Tanto si tu pelo es seco, graso o normal, ¡puedes crear tu champú en casa! Hay incluso una receta para hacer champú seco con ingredientes cien por cien naturales... en cuanto lo pruebes ¡no querrás comprar nunca más cualquier otra versión repleta de sustancias químicas!

Lo más importante que debes saber sobre los champús naturales es que son mucho menos descamantes que los que venden en las tiendas y conservan mucho más los aceites naturales protectores del cabello (créeme, es mejor que no los pierdas), pero debido a los restos de sustancias químicas que la mayoría hemos ido acumulando en el cuero cabelludo por haber estado usando durante años productos de peluquería y acondicionadores convencionales, te aconsejo que te laves el pelo con un champú limpiador (como el elaborado con aceite de oliva y limón de la página 82), antes de probar estos champús por primera vez. ¡Así te resultará mucho más fácil pasarte a los champús caseros!

Champú revitalizante de pomelo y menta

¼ taza de jabón líquido de Castilla
¼ taza de agua destilada
1 cucharadita de glicerina vegetal
jugo de ½ pomelo, colado
20 gotas de aceite esencial de menta

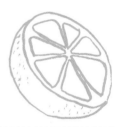

Esta receta hará que el pelo te quede limpísimo sin resecártelo demasiado, a diferencia de los champús con ingredientes químicos. El pomelo exfolia con suavidad el cuero cabelludo, haciendo que el aceite de menta penetre a fondo, y al mismo tiempo lo estimula y equilibra el pH de la piel.

Vierte los ingredientes en una botella de champú reciclada o en el recipiente con cierre hermético que prefieras. Agítalo antes de usar el contenido. Aplícate una pequeña cantidad en el cuero cabelludo friccionándolo para hacer espuma, y masajéalo de 1 a 2 minutos con movimientos circulares. Aclara con abundante agua y usa a continuación el acondicionador.

Champú anticaspa de jojoba y árbol del té

$\frac{1}{4}$ taza de jabón líquido de Castilla

$\frac{1}{2}$ taza de agua destilada

1 cucharadita de glicerina vegetal

2 cucharadas de aceite de jojoba

20 gotas de aceite de árbol del té

El aceite de árbol del té es fabuloso para eliminar la caspa del cuero cabelludo, pero como tiende a secarle la piel a algunas personas, puede agravar este problema. El aceite de jojoba es muy ligero y de fácil absorción, ya que se parece mucho al sebo natural de tu cuerpo. Al combinar los dos ingredientes en un champú, obtienes la receta perfecta ¡para eliminar la caspa e hidratar el cuero cabelludo a la vez!

Vierte los ingredientes en una botella de champú reciclada o en una con aplicador. Agita el contenido antes de usarlo y aplícate una pequeña cantidad en el pelo mojado. Fricciona y masajea el cuero cabelludo para que el champú penetre a fondo. Para obtener los mejores resultados déjalo actuar al menos 5 minutos. Aclara con abundante agua y usa acondicionador.

Ingrediente estrella:
Aceite de árbol del té

Muchas personas invierten un montón de tiempo y dinero acribillando su piel y su cuero cabelludo con sustancias químicas para librarse de todo tipo de inflamaciones y problemas. El aceite de árbol del té es antifúngico y antiséptico, por eso es ideal sobre todo para tratar el acné y la caspa. Asegúrate de comprar solo aceite de árbol del té cien por cien puro.

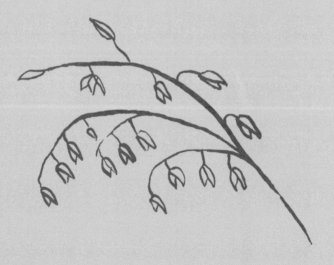

Champú seco natural

 ½ taza de arruruz en polvo o maicena
10 gotas del aceite esencial que prefieras

El champú seco, que se usa para absorber el exceso de grasa en el cuero cabelludo o para dar textura y volumen al pelo, es un producto sumamente útil. Por desgracia, si se usa con frecuencia (como es habitual en los amantes del champú seco) sale muy caro. Pero no podrás creer lo fácil, barato y eficaz que es el champú seco hecho en casa.

Echa en un bol pequeño los ingredientes y mézclalos hasta que el aceite desaparezca. Vierte con un embudo el champú seco en un salero viejo. Para usarlo, espárcelo por el cuero cabelludo y fricciona como si fuera un «champú» líquido para que se distribuya por todo el pelo.

Si tienes el pelo moreno y te cuesta que el champú seco se difumine bien por el cuero cabelludo, cambia la cantidad de la receta por un ¼ taza de arruruz en polvo o de maicena, y añade además ¼ taza de cacao en polvo.

Champú reflejos dorados de camomila

1 taza de agua destilada
6 bolsitas de camomila
$\frac{1}{2}$ taza de jabón líquido de Castilla
1 cucharada de glicerina vegetal
jugo de $\frac{1}{2}$ limón

Las flores de manzanilla no solo sirven para preparar una deliciosa infusión calmante, sino también para aclarar ligeramente el pelo. Debido a las propiedades calmantes de la camomila, este champú también es ideal ¡si tienes el cuero cabelludo irritado y reseco!

Pon agua a hervir en un cazo mediano a fuego vivo. Retíralo del fuego, añade las bolsitas de manzanilla y deja reposar la infusión 30 minutos. Saca las bolsitas y deja que se enfríe. Vierte la infusión y los otros ingredientes en una botella de champú reciclada o en cualquier otra con tapón abatible.

Para usar el champú, agita el contenido y aplica una pequeña cantidad en el pelo mojado. Fricciona y masajea el cuero cabelludo. Aclara con abundante agua y usa acondicionador.

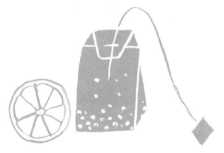

Champú iluminador de té negro

1 taza de agua destilada
6 bolsitas de té negro, sin edulcorantes ni saborizantes
  artificiales
½ taza de jabón líquido de Castilla
1 cucharada de glicerina vegetal
10 gotas de aceite esencial ylang ylang

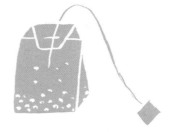

El cabello oscuro es misterioso y sensual, pero en nuestro ambiente el pelo de tonos morenos suele perder el brillo debido a ciertos champús y tipos de agua. Tras un uso continuado, este champú de té negro le devolverá la luminosidad a tu pelo oscuro, dándole un lustre espectacular.

Pon agua a hervir en un cazo mediano. Retíralo del fuego y añade las bolsas de té negro. Deja reposar el té 30 minutos. Saca las bolsitas y deja que el té se enfríe. Vierte el té y los otros ingredientes en una botella con el tapón que prefieras. Para usarlo, échate una pequeña cantidad en las manos y fricciona y masajea el cuero cabelludo con movimientos circulares. Deja que el champú actúe durante 2 minutos. Aclara con abundante agua y usa acondicionador.

Champú de coco y lavanda

1 cucharadita de aceite de coco virgen sin refinar

$\frac{2}{3}$ taza de jabón líquido de Castilla

$\frac{1}{2}$ taza de leche de coco

$\frac{1}{4}$ taza de agua destilada

1 cucharadita de aceite de vitamina E

5 gotas de aceite esencial de lavanda

Muchos champús están llenos de agentes limpiadores demasiado fuertes, por lo que pueden deshidratar y encrespar el pelo ondulado. Este champú tan suave te dejará el pelo resplandeciente y perfumado, conservando al mismo tiempo sus rizos. A mí me encanta ¡porque es muy fácil de eliminar!

Derrite el aceite de coco en el microondas de 15 a 30 segundos o al baño María. Vierte los ingredientes en una botella de champú vacía y agita el contenido para que se mezcle bien. Agítalo siempre antes de usarlo. Después aplícate un acondicionador como de costumbre ¡y disfruta del embriagador aroma de tu pelo!

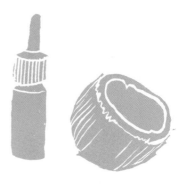

Champú de aguacate y aloe

N/S

$\frac{1}{2}$ taza de agua destilada

$\frac{1}{4}$ taza de jabón líquido de Castilla

$\frac{1}{4}$ taza de gel de aloe vera

1 cucharada de aceite de aguacate

1 cucharada de glicerina vegetal

Esta receta te permite elaborar un maravilloso champú hidratante y suave; a mí me encanta usarlo cuando me ha dado demasiado el sol en el cuero cabelludo. El aguacate hidrata y nutre, y el aloe refresca la piel en profundidad.

Echa los ingredientes en una batidora y mézclalos a velocidad baja, o usa una batidora de mano hasta que el gel de aloe vera se haya integrado bien. Vierte la mezcla en una botella de champú reciclada y agítala suavemente para que los ingredientes se mezclen. Antes de usar el champú, agita siempre el contenido; después, échate una pequeña cantidad en las palmas, frótatelas para hacer espuma y aplícatelo en el cabello mojado, centrándote en el cuero cabelludo. Aclara con abundante agua y usa acondicionador.

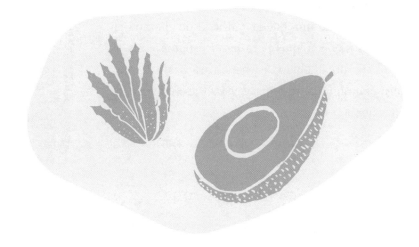

Champú limpiador de aceite de oliva y limón

$\frac{1}{2}$ taza de agua destilada

$\frac{1}{2}$ taza de jabón líquido de Castilla

1 cucharada de glicerina

jugo de 1 limón

2 cucharaditas de aceite de oliva

10 gotas de aceite esencial de limón

El sudor, el agua de mala calidad, los residuos de los productos convencionales y el cuero cabelludo escamoso son todas ellas razones para limpiarte a fondo el pelo. Es importante eliminar los residuos, aunque sin destruir los aceites protectores naturales del cabello. En esta receta el limón limpia suavemente los residuos del cuero cabelludo y del cabello, y el aceite de oliva te lo hidrata y nutre.

Vierte los ingredientes en una botella con dosificador de plástico y agítala con suavidad para mezclarlos bien. Antes de usar el champú, mójate el pelo con el agua de la ducha para eliminar los restos de cualquier producto. Échate una buena cantidad de champú en las palmas de las manos para hacer espuma y masajéate el cuero cabelludo, así penetrará hasta la raíz. Aclara con abundante agua y usa el acondicionador que prefieras.

Recetas hidratantes

Hidratarte el cabello es tan importante como hidratarte la piel. Mantenerlo bien hidratado es esencial porque además de protegerlo de los elementos externos, adquirirá un aspecto saludable y sedoso. En esta sección encontrarás desde recetas para elaborar acondicionadores de uso diario hasta tratamientos hidratantes intensivos.

Acondicionador de coco y lavanda

N/S

1½ cucharaditas de goma guar
1 cucharadita de aceite de coco virgen sin refinar
1 taza de leche de coco
15 gotas de aceite esencial de lavanda

En mi opinión no hay nada más relajante y voluptuoso que el aroma de lavanda. Al combinarla con el hidratante aceite de coco, obtienes un acondicionador de exquisita suavidad lo bastante ligero como ¡para usarlo a diario!

Vierte los ingredientes en una botella con dosificador y agítala vigorosamente hasta mezclarlos bien sin que queden grumos. Aplícate una buena cantidad de acondicionador después de lavarte el pelo con champú. Aclara con abundante agua.

Tratamiento capilar con manteca de karité

2 cucharadas de manteca de karité
1 cucharada de aceite de coco virgen
sin refinar
1 cucharada de aceite de jojoba

Este tratamiento, ideal para el pelo encrespado y quebradizo, está pensado para las melenas más resecas e indomables. Tras usarlo tu cabello mejorará de forma espectacular, pero si te lo aplicas una vez a la semana con regularidad, después de un par de meses ¡te dejará el pelo como nuevo!

Derrite al baño María la manteca de karité y el aceite de coco. Retíralos del fuego, añade el aceite de jojoba y mezcla bien los ingredientes. Deja enfriar la mezcla en la nevera hasta que se endurezca. Una vez endurecida, bátela con una batidora de mano hasta obtener una textura cremosa.

Aplícate el tratamiento en el pelo recién lavado y deja que actúe de 20 minutos a toda la noche. Aclara con abundante agua y péinate como de costumbre.

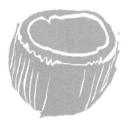

Batido capilar de miel

2 cucharadas de miel
1 taza de yogur natural
1 cucharadita de aceite de coco virgen sin refinar

La hidratación es importante pero, por más buena que sea, si te excedes en ella el pelo puede dar una sensación de pesadez y verse apelmazado y grasiento. Este batido capilar le aporta la hidratación que necesita y la mantiene a la vez de forma duradera, dejándote el cabello suelto y con volumen.

Tritura los ingredientes en una batidora a velocidad baja hasta que se mezclen bien. Aplícate la mezcla en el pelo seco y deja que actúe unos 15 minutos. Aclara con abundante agua, y lava y acondiciona tu pelo.

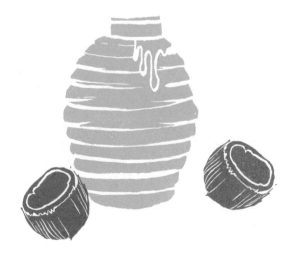

Bruma capilar hidratante de agua de rosas

$\frac{1}{2}$ taza de agua de rosas pura
$\frac{1}{2}$ taza de agua destilada
2 cucharaditas de aceite de jojoba
1 cucharada de jugo de aloe vera

El agua de rosas es uno de los embellecedores naturales más fabulosos que hay. Huele divinamente, hidrata con suavidad y le da una bonita luminosidad… no solo a tu piel, ¡sino también a tu pelo! Esta bruma es ideal para acondicionar el pelo antes de peinártelo o para hidratar tus rizos u ondas.

Vierte los ingredientes en una botella de espray y agítala vigorosamente para mezclarlos bien. Rocíate con la bruma el pelo mojado antes de peinarte o el pelo reseco rizado u ondulado para hidratártelo.

Tratamiento de plátano y miel para el cuero cabelludo reseco

$\frac{1}{2}$ plátano

2 cucharadas de miel

El plátano y la miel son extremadamente hidratantes sin ser aceitosos ni grasientos. Esta receta es perfecta si tienes el cuero cabelludo tirante, reseco y escamoso, o si deseas mejorar el estado de tu pelo. ¡Un cuero cabelludo sano es esencial para un pelo sano!

Tritura el plátano y añádele la miel hasta obtener una mezcla sin grumos. Mójate el pelo para una absorción óptima y aplica el tratamiento en el cuero cabelludo, llegando hasta las puntas si lo deseas (¡esta mascarilla es buena tanto para el pelo como el cuero cabelludo!) Deja actuar el tratamiento al menos 30 minutos y aclara. A continuación usa champú y acondicionador.

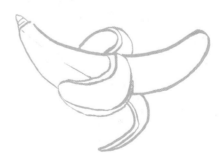

Ingrediente estrella:
Miel

. . . .

En este libro incluyo la miel en una serie de recetas porque es un producto de belleza de uso externo que vale su peso en oro. La miel limpia e hidrata, contiene un montón de minerales como hierro, fósforo y magnesio, y además actúa como antiinflamatorio. Al elaborar tus mejunjes de belleza no te olvides de usar miel de primerísima calidad, que sea pura y sin procesar.

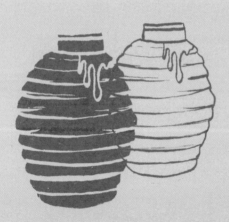

Tratamiento capilar revitalizante con aguacate y miel

½ aguacate, a dados
1 cucharada de miel
½ cucharada de aceite de coco virgen sin refinar
½ cucharada de aceite de oliva virgen extra

Siempre que noto que mi pelo está quebradizo, apagado y muy reseco, recurro a esta receta porque combate todos los males del pelo seco. El aguacate nutre y fortalece, la miel elimina las bacterias nocivas del cuero cabelludo y lo humecta, el aceite de coco hidrata en profundidad y el aceite de oliva le da un bonito lustre. Si quieres aplicarte este tratamiento pero tienes el pelo graso, reduce la cantidad de aceite o elimínalo de la receta.

Tritura el aguacate, añade el resto de los ingredientes y mézclalos hasta obtener una pasta homogénea. Aplícate el tratamiento por todo el pelo y el cuero cabelludo, asegurándote de llegar hasta las puntas. Para obtener los mejores resultados, cúbrete el pelo con film adherente (para envolver alimentos). Deja que el tratamiento actúe 30 minutos y aclara con abundante agua. A continuación usa champú y acondicionador.

Acondicionador vigorizante de café

1 taza de café, enfriado
1 taza de leche de coco
1 cucharadita de aceite de jojoba

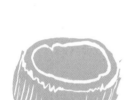

Este acondicionador de café vigoriza el cuero cabelludo, le aporta al pelo un brillo espectacular y además lo hidrata. Si te encanta el café, ¡este acondicionador está hecho para ti!

Vierte los ingredientes en una botella con aplicador o tapón abatible y agítala para mezclarlos. Aplícate el acondicionador en el pelo mojado recién lavado y déjalo actuar al menos 2 minutos. Aclara con abundante agua y péinate como de costumbre.

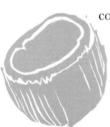

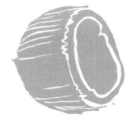

Tratamiento capilar hidratante
para después del sol

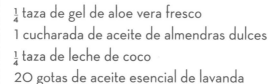

¼ taza de gel de aloe vera fresco

1 cucharada de aceite de almendras dulces

¼ taza de leche de coco

20 gotas de aceite esencial de lavanda

Al igual que hidratas tu piel después de pasar demasiado tiempo expuesta al sol, es importante hidratar también tu pelo, porque los rayos UV son perjudiciales para el cabello. Aunque el cuero cabelludo no te duela como cuando se te quema la piel por los efectos del sol, la exposición solar puede ser muy agresiva para la fibra capilar. Esta receta te rehidrata el pelo y refresca el cuero cabelludo, manteniendo tu cabello fuerte y sano.

Mezcla, combina o remueve los ingredientes hasta obtener una pasta homogénea. Aplícate el tratamiento en el cuero cabelludo y en el pelo recién lavado, y déjalo actuar 20 minutos. Aclara con abundante agua y usa acondicionador.

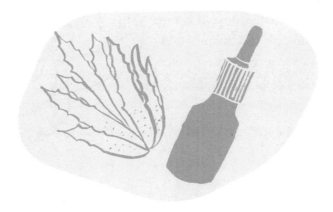

Mascarilla capilar fortalecedora de plátano

$\frac{1}{2}$ plátano
1 huevo
1 cucharada de aceite de coco virgen sin refinar
$\frac{1}{2}$ cucharada de miel

Los plátanos no solo son ideales para tu salud (al ser ricos en potasio), sino también para estar guapa. Contienen ácido pantoténico, una vitamina que fortalece el pelo. La miel, al ser sumamente humectante, mantiene el cabello hidratado, y la proteína del huevo fortalece los folículos capilares. Si quieres dejarte el pelo largo, ¡esta mascarilla te irá de perlas para que no se te vuelva quebradizo!

Tritura el plátano hasta obtener una pasta sin grumos. En un bol pequeño bate el huevo hasta que haga espuma. Mezcla todos los ingredientes en un cuenco hasta obtener una masa homogénea. Lávate el pelo y aplícate esta mascarilla en el cuero cabelludo y el cabello. No la dejes actuar más de 20 minutos (el huevo tiende a secar el cabello si te lo dejas demasiado tiempo). Aclara con abundante agua y usa acondicionador.

Ingrediente estrella:

El plátano

os plátanos deberían estar presentes en la dieta de todo el mundo por sus numerosos beneficios para la salud, pero a tu piel y tu pelo también les sientan de maravilla sus propiedades. Cargados de vitaminas del complejo B, los plátanos nutren la piel y el cabello al tiempo que combaten la sequedad y la caspa. Son ideales para equilibrar la piel, y muy idóneos para las pieles mixtas.

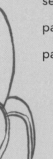

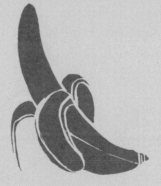

Tratamiento capilar nutritivo de proteínas

1 huevo

1 cucharada de yogur natural

10 gotas del aceite esencial que prefieras (para reducir el «olor a huevo»)

El cabello está hecho sobre todo de proteínas y cuando no lo cuidas ni nutres, se vuelve seco, quebradizo y se parte con facilidad. Los huevos y el yogur son sustancias muy ricas en proteínas no solo para el cuerpo, sino también para el pelo.

Mezcla en un bol pequeño el huevo, el yogur y el aceite esencial. Aplícate una generosa cantidad del tratamiento en el pelo recién lavado, centrándote en el cuero cabelludo. Déjalo actuar 20 minutos, aclara con abundante agua y acondiciona tu cabello.

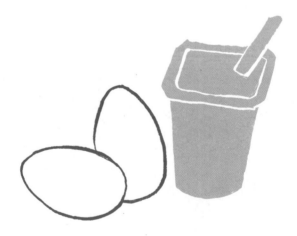

Tratamiento para las puntas abiertas

1 cucharadita de aceite de oliva virgen extra
1 cucharadita de aceite de coco virgen sin refinar
1 cucharadita de aceite de oliva suave
½ cucharadita de miel

Las puntas abiertas son una lata, pero tu cuerpo te avisa cuando el pelo no está recibiendo los suficientes nutrientes. Asegúrate de usar un tratamiento para el cuero cabelludo que se adapte a tus propias necesidades y recurre a esta receta para fortalecer y revitalizar las puntas.

Echa los ingredientes en un cazo pequeño y caliéntalos a fuego lento hasta que estén lo bastante fluidos como para mezclarlos bien. Retíralo del fuego y aplícate el tratamiento en el pelo seco, desde la mitad hasta las puntas. Déjalo actuar al menos 30 minutos, pero si quieres te lo puedes dejar toda la noche (no te olvides de dormir con un gorro de baño para evitar manchar la almohada y tu piel con los aceites).

Aclara con abundante agua y usa champú y acondicionador.

También puedes modificar la receta eliminando la miel y aplicando una pequeña cantidad del tratamiento en las puntas después de peinarte.

Crema nutritiva estilizadora

$\frac{1}{8}$ taza de cera de abeja
$\frac{1}{4}$ taza de manteca de karité
1 cucharadita de aceite de coco virgen sin refinar
2 cucharadas de aceite de jojoba
2 cucharadas de arruruz en polvo
10 gotas del aceite esencial que prefieras

La crema estilizadora va de maravilla para definir y dominar el cabello, y fijar el suelto dándole una apariencia natural. Esta receta me encanta porque, además de todas las ventajas que acabo de citar, me acondiciona el pelo dejándolo dócil y sedoso.

Derrite al baño María la cera de abeja y la manteca de karité en un fuego de medio a bajo. Añade el aceite de coco y retira la mezcla del fuego. En otro bol pequeño mezcla el aceite de jojoba con el arruruz en polvo. Agrega la cera de abeja, la manteca de karité y el aceite de coco, y también el aceite esencial. Mezcla los ingredientes en una batidora a velocidad baja hasta obtener una pasta cremosa. Echa la mezcla en un bote o un tarro de cristal y déjala enfriar toda la noche.

Échate una pequeña cantidad de la crema estilizadora entre las palmas para darle forma a tu pelo corto y fijar el cabello suelto, aplicándotela a partir de la mitad hasta las puntas para añadirle textura, o disimular las puntas abiertas y secas usándola solo en las puntas.

Mascarilla iluminadora de plátano y miel

$\frac{1}{2}$ plátano
1 cucharada de miel
1 cucharadita de vinagre de manzana

Ya he señalado que la miel y el plátano hidratan el pelo en profundidad, aportándole un atractivo brillo, pero el vinagre de manzana, al reducir los residuos, ¡te lo deja más resplandeciente aún!

Tritura el plátano hasta obtener una masa homogénea y añádele la miel y el vinagre de manzana. Asegúrate de mezclar bien los ingredientes para que se distribuyan adecuadamente. Aplícate la mezcla en el pelo recién lavado y deja que actúe unos 15 minutos. Aclara con abundante agua y usa acondicionador.

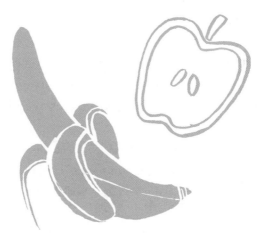

Sérum iluminador de coco

2 cucharadas de aceite de coco puro sin refinar
1 cucharada de aceite de ricino
$\frac{1}{2}$ cucharadita de aceite de vitamina E
10 gotas de aceite esencial de rosa

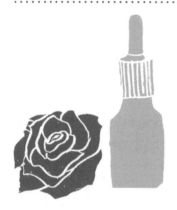

Soy adicta a los sérums que le aportan brillo al cabello, me encanta el saludable aspecto que le dan. Por desgracia, la mayoría de los sérums del mercado contienen siliconas, unas sustancias que recubren el pelo de plastificantes y le dan un aspecto saludable solo de manera temporal, además de asfixiar el cuero cabelludo y aumentar la acumulación de residuos poco saludables. Esta receta, en cambio, le proporciona a tu pelo el lustre que deseas y hace que esté más sano.

Si está solidificado, funde el aceite de coco en un cazo pequeño a fuego lento. Añade el aceite de ricino, el aceite de vitamina E y el aceite esencial, y vierte la mezcla en una botellita o un recipiente con cierre hermético.

Para usarlo, échate un par de gotas en las palmas de las manos, fricciónalas y masajéate el pelo húmedo. También te lo puedes aplicar en el cabello seco y peinado para aportarle más brillo y dominar mejor el pelo suelto.

Sérum desencrespante

2 cucharadas de aceite de ricino
1 cucharada de aceite de aguacate
$\frac{1}{2}$ cucharada de aceite de oliva virgen extra
10 gotas del aceite esencial que prefieras

El pelo encrespado es muy frustrante porque cuesta de dominar y no siempre resulta favorecedor. Este sérum desencrespa el pelo y lo acondiciona sin dejarlo grasoso.

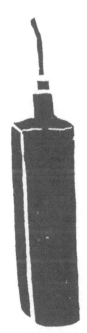

Vierte los ingredientes en una botellita o un recipiente con cierre hermético. Antes de usar el contenido, agita la botellita para que se mezcle bien. Échate un par de gotas entre las palmas de las manos, fricciónalas y aplícatelas en el pelo seco dándote palmaditas.

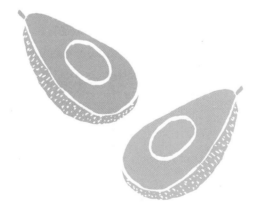

Mascarilla capilar reparadora de aguacate y coco

$\frac{1}{2}$ aguacate, a dados
1 cucharada de aceite de coco virgen sin refinar
1 cucharada de aceite de almendras
   dulces
1 cucharada de aceite de oliva virgen
   extra
1 cucharada de miel

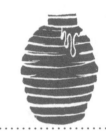

Incluso usar la plancha, teñirte el pelo y exponerlo a los rayos UV o al cloro de vez en cuando puede hacer que tus rizos se pongan a pedir ayuda a gritos. Esta mascarilla reparadora es ideal para hidratarte y fortalecerte el pelo, y además te lo dejará resplandeciente. (Dato curioso: ¡fue el primer producto de belleza natural que elaboré en casa!)

Tritura el aguacate en un bol hasta obtener una pasta cremosa y añade el resto de los ingredientes. Mézclalos bien.

Aplícate la mascarilla en el pelo seco y deja que actúe de 20 minutos a 1 hora. Aclara con abundante agua, y luego lava y acondiciona tu pelo, y péinatelo como de costumbre.

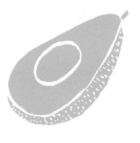
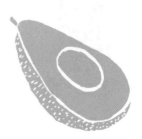

Enjuague capilar desencrespante

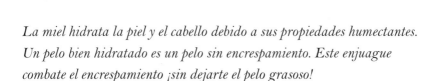

3 tazas agua destilada
1 cucharada de miel pura
1 cucharadita de aceite de jojoba

La miel hidrata la piel y el cabello debido a sus propiedades humectantes.
Un pelo bien hidratado es un pelo sin encrespamiento. Este enjuague
combate el encrespamiento ¡sin dejarte el pelo grasoso!

Calienta el agua en un cazo mediano en un fuego de medio a bajo y
añade la miel y el aceite de jojoba hasta que la miel se haya disuelto.
Retira la mezcla del fuego, déjala enfriar y viértela en una botella con
aplicador.

Aplícate el tratamiento en el pelo recién lavado y deja que actúe
unos 5 minutos antes de eliminarlo con agua. Si lo deseas, usa después
acondicionador.

Recetas detox

Los productos de peluquería, los acondicionadores y el entorno urbano
van dejando restos en el pelo, por lo que acaba adquiriendo una apariencia apagada y desvitalizada. La mayoría nos centramos en hidratar
el cabello, pero limpiarlo de toxinas y reducir la acumulación de sustancias en él es igual de importante, porque si tu pelo está lleno de residuos, por más que lo hidrates, los ingredientes del acondicionador ¡no
podrán penetrar en los folículos pilosos ni en el cuero cabelludo! Des-
cubre las recetas que te funcionan y ¡úsalas dos veces al mes!

Exfoliante de azúcar moreno para el cuero cabelludo

1 cucharada de azúcar moreno

$\frac{1}{2}$ cucharada de aceite de jojoba

$\frac{1}{2}$ cucharada de aceite
   de oliva virgen extra

jugo de $\frac{1}{2}$ limón

Los residuos que se depositan en el cuero cabelludo pueden dejarte con un pelo apagado y casposo. Si deseas que tu cuero cabelludo esté limpio de residuos sin resecarlo ni notar una sensación de tirantez, este tratamiento es ideal para eliminar los residuos y la caspa y, al mismo tiempo, está lleno de aceites hidratantes.

Mezcla en un bol pequeño los ingredientes hasta obtener una pasta homogénea. Con el cabello seco, aplícate una generosa cantidad del tratamiento en el cuero cabelludo y masajéalo con suavidad con movimientos circulares de 1 a 2 minutos. Deja que actúe 10 minutos. Aclara con abundante agua y lava y acondiciona tu pelo.

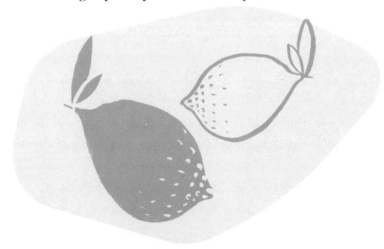

Tratamiento purificador con zanahoria

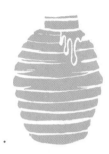

1 zanahoria grande, hervida
y triturada
1 cucharada de yogur
1 cucharadita de miel
jugo de $\frac{1}{2}$ limón

Las zanahorias están cargadas de vitaminas y mantienen tus ojos en buen estado, pero también van de maravilla para revitalizar y limpiar el pelo. Este tratamiento es ideal cuando tu cabello se ve lacio, sin vida y apagado por la acumulación de residuos en el cuero cabelludo o por un exceso de grasa.

Mezcla los ingredientes a mano, o con un robot de cocina o una batidora hasta obtener una mezcla homogénea. Aplícate una generosa cantidad del tratamiento en el cabello seco y deja que actúe unos 30 minutos. Aclara con abundante agua y lava y acondiciona tu pelo.

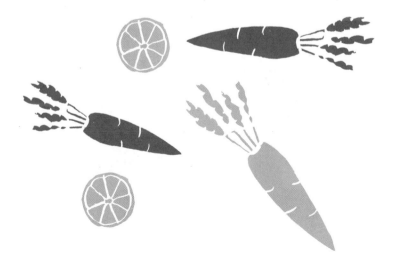

Enjuague antiseborreico con aloe y limón

jugo de $\frac{1}{2}$ limón
1 cucharada de gel de aloe vera
1 cucharadita de vinagre de manzana
1 taza de agua destilada

El cuero cabelludo de algunas mujeres produce un montón de grasa que es muy buena para la piel que reviste el cráneo y la salud del pelo, pero puede darle a tu cabello un aspecto lacio, apelmazado y desvitalizado. Este enjuague reduce la grasa en el cuerpo cabelludo y el pelo sin destruir los nutrientes esenciales de estos.

Mezcla los ingredientes a mano o en un robot de cocina. Vierte la mezcla en una botella con aplicador o un recipiente con pitorro. Aplícate el enjuague en el pelo recién lavado y déjalo actuar 5 minutos. Aclara con abundante agua y acondiciona tu pelo.

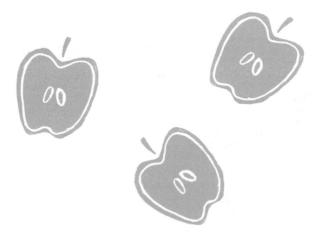

Enjuague purificador con bicarbonato de soda

1 cucharada de bicarbonato de soda
1 taza de agua destilada

¿Se te ha ido la mano con el acondicionador ultranutritivo? ¿Tiendes a abusar de los aceites y los sérums capilares? La acumulación de sustancias puede malograr los efectos de los productos de peluquería. Este enjuague elimina los residuos en cuestión de minutos dejando tu pelo dispuesto para recibir hidratación de nuevo... pero recuerda que ¡no debes pasarte al aplicarlo! Usa este tratamiento solo ocasionalmente, porque si abusas de él te resecará el pelo.

Vierte los ingredientes en un espray o en una botella con aplicador. Antes de usar el enjuague, agítalo vigorosamente. Échatelo por todo el pelo seco y déjalo actuar de 1 a 2 minutos. Aclara con abundante agua y, acto seguido, lava y acondiciona tu pelo.

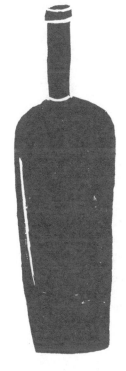
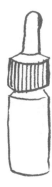

Espray revitalizante del cuero cabelludo de árbol del té

1 taza de agua destilada

20 gotas de aceite de árbol del té

10 gotas de aceite esencial de lavanda

jugo de ½ limón, colado

¿Y si notas que tu cuero cabelludo está pegajoso, tirante, casposo o asqueroso y no tienes tiempo para aplicarte un tratamiento o una mascarilla? Este remedio revitalizante, refrescante y desintoxicante embotellado es tu respuesta.

Vierte los ingredientes en una botella de espray. Agítala enérgicamente antes de usar el contenido y rocíate con moderación el cuero cabelludo reseco.

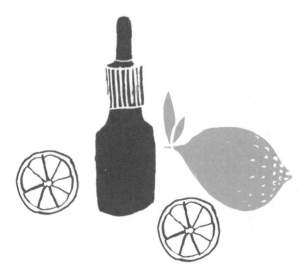

Tratamiento restaurador con romero y cítricos

1 taza de agua destilada
2 cucharadas de romero seco
jugo de $\frac{1}{4}$ limón
jugo de $\frac{1}{4}$ naranja
1 cucharadita de aceite de jojoba

El romero es probablemente lo último que te imaginabas usar para estar más guapa, pero a decir verdad es un producto fantástico que estimula y limpia el cuero cabelludo, y además fomenta el crecimiento de un pelo sano. Combinado con los poderes nutritivos y exfoliantes de los cítricos y las virtudes restauradoras del aceite de jojoba, obtienes un tratamiento limpiador, desintoxicante y fortalecedor.

Pon agua a hervir en un cazo pequeño y añade el romero seco. Retira el cazo del fuego y deja reposar el romero de 1 hora a toda la noche. Cuela las hojas y añade a la infusión el resto de los ingredientes. Vierte el tratamiento en una botella con aplicador. Agita el contenido hasta que los ingredientes se hayan mezclado bien y aplícate el tratamiento en el pelo recién lavado. Déjalo actuar unos 10 minutos, aclara con abundante agua y acondiciona tu pelo.

Enjuague capilar con vinagre de manzana y limón

1 taza de agua destilada
2 cucharadas de vinagre de manzana
jugo de $\frac{1}{2}$ limón

Por más que me preocupe de hidratarme el pelo, de vez en cuando también es importante usar un enjuague limpiador para eliminar cualquier residuo. La mejor parte de este tratamiento es que elimina la caspa y la acumulación de productos que dejan el pelo apagado, aportándole un saludable brillo.

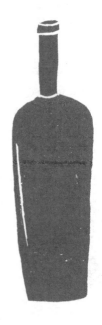

Vierte los ingredientes en una botella con aplicador o una taza con pitorro para que te sea más fácil usarlo. Después de lavarte el cabello, échate el enjuague por todo el pelo. Dale a tu cuero cabelludo un buen masaje y aclara con abundante agua fría. Acondiciona tu pelo para que no te huela a vinagre.

El vinagre de manzana

A unque el vinagre de manzana huela como un aliño en lugar de como un producto de belleza, no dejes que su ácido aroma te impida ver sus fantásticas propiedades. El vinagre de manzana es excelente para equilibrar el pH del rostro y del cuero cabelludo, por eso te calma la piel y unifica su tono. ¡También te ayuda a eliminar las células muertas y la acumulación de residuos en el pelo!

Tratamiento milagroso con coco y árbol del té para el cuero cabelludo

4 cucharadas de aceite de coco virgen sin refinar

20 gotas de aceite esencial de árbol del té

Yo lo llamo «tratamiento milagroso» ¡porque ha hecho maravillas en mi cuero cabelludo! Otro de sus aspectos milagrosos es que se compone solo de dos ingredientes muy comunes. En cuanto advierto la menor señal de caspa en la coronilla, me aplico el tratamiento y ¡durante semanas ya no vuelve a aparecer! Esta receta es para un solo tratamiento, pero también puedes preparar una mayor cantidad y conservarla en un lugar fresco y seco.

Si usas aceite de coco solidificado, derrítelo en el microondas durante 15 segundos o al baño María a fuego lento. Añade el aceite de árbol del té y mézclalos bien. Con el pelo seco, aplícate la mezcla en el cuero cabelludo y dale un masaje de 1 a 2 minutos. Deja actuar el tratamiento como mínimo 2 horas, o incluso puedes cubrirte el pelo con un gorro de baño o un film adherente y mantenerlo así toda la noche.

Para eliminar el tratamiento, aclara con abundante agua, lávate el pelo con champú (tal vez tengas que hacerlo hasta tres veces para eliminar todo el aceite) y usa un acondicionador ligero.

Revitalizador capilar con pepino
y aceite de oliva para después de la piscina

$\frac{1}{2}$ pepino, pelado y picado
1 cucharada de aceite de oliva
2 cucharadas de agua destilada

Como el cloro y los productos químicos de las piscinas castigan y resecan mucho el pelo, es importante cuidarlo en especial después de darte un chapuzón. El pepino se compone de un 95 por ciento de agua, por eso es ideal para volver a hidratar el cabello en un pispás. Usa este tratamiento para limpiar el pelo del cloro e hidratarlo al salir de la piscina, o dos veces a la semana si vas a nadar a diario.

Tritura los ingredientes en un robot de cocina o en una batidora a velocidad media o baja hasta obtener una mezcla homogénea. Aplícate el tratamiento al salir de la piscina y déjalo actuar al menos 10 minutos. Aclara, y luego lava y acondiciona tu pelo.

Al ir a la piscina lleva este revitalizador en una botellita de espray en la bolsa de natación ¡y rocíate el pelo con él al salir del agua! Y cuando vuelvas a casa, elimina el tratamiento con agua, y lava y acondiciona tu pelo.

Recetas para mimarte

Desde el entorno urbano hasta la acumulación de productos y el calor del secador y la plancha, tu pelo sufre agresiones a diario. Por eso es importante tratarlo bien y asegurarte de mimarlo de vez en cuando... y cuando te lo peines, ¡usa productos ligeros y suaves!

En esta sección encontrarás recetas para elaborar toda clase de productos para el peinado del cabello, sérums ¡e incluso un perfume para el pelo!

Laca cien por cien natural

TODOS

1 taza de agua destilada
2 cucharadas de azúcar blanco
1 cucharada de vodka
10 gotas del aceite esencial que prefieras

Como es lógico todas queremos que el peinado se nos mantenga a lo largo del día, pero la mayoría de las lacas contienen sustancias químicas perjudiciales y pueden dañar y resecar el cabello. Esta receta, en cambio, está hecha de sustancias naturales y es muy suave. ¡El único problema es que tienes que ser mayor de edad para comprar vodka!

Pon agua a hervir, añade el azúcar y remuévelo hasta que se haya disuelto. Retira la mezcla del fuego y deja que se enfríe. Agrega el resto de los ingredientes y viértela en una botellita de espray ¡para fijar el peinado en cualquier momento que lo necesites!

Bruma cítrica aclaradora

2 tazas de agua destilada
jugo de 2 limones, colado
2 cucharaditas de aceite de coco virgen
  sin refinar
20 gotas de aceite esencial de camomila

Los reflejos dorados quedan preciosos en verano, pero a veces los efectos del sol son un poco más tenues de lo que nos hubiera gustado. Esta bruma resalta los efectos aclaradores del sol, hidratando y refrescando al mismo tiempo el cabello. Si deseas aclarar tu pelo, este es el producto perfecto para llevar en la bolsa de la piscina o la playa, o cuando vayas de camping, de excursión o a pasar el día al aire libre.

Vierte los ingredientes en una botella de espray. Agítala vigorosamente y rocíate el pelo con la mezcla antes de exponerte al sol. Vuelve a aplicártela cada 2 horas.

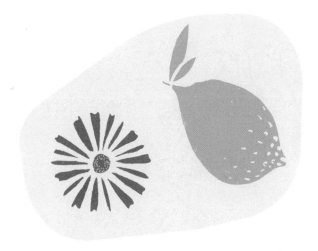

Sérum protector solar

$\frac{1}{2}$ cucharadita de aceite de vitamina E

$\frac{1}{2}$ cucharadita de aceite de coco licuado

$\frac{1}{2}$ cucharadita de aceite de semillas de uva

1 cucharadita de aceite de oliva virgen extra

1 cucharadita de aceite de sésamo

El sol nos encanta porque nutre la tierra y nuestro cuerpo, y aunque no sea bueno tomarlo demasiado, a veces abusamos de él. Pero por suerte este sérum te ayudará a mantener el pelo (el primer punto en el que el sol entra en contacto contigo) nutrido y protegido.

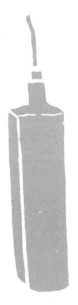

Mezcla los ingredientes en una botellita con aplicador. Para usar el sérum, agita el frasco hasta que los ingredientes se hayan mezclado bien, échate un par de gotas entre las palmas y frótatelas para aplicártelo en el pelo seco antes y después de exponerte al sol.

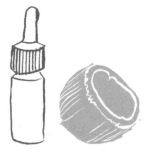

Espray «ondas playeras» de coco y sal marina

 ½ taza de leche de coco
½ taza de agua destilada
1 cucharada de sal marina
1 cucharadita de aceite
de coco virgen sin refinar

Mi peinado favorito de todo el año son las ondas playeras alborotadas. Aunque sea un estilo de lo más veraniego, lo suelo llevar todo el año. He probado todos los esprays habidos y por haber del mercado y todos sin excepción me han dejado el pelo tieso, seco o apelmazado. Pero esta receta cien por cien natural te deja unas ondas playeras perfectas e hidratadas.

Calienta la leche de coco y el agua en un cazo pequeño a fuego lento. Añade la sal marina y el aceite de coco hasta que los ingredientes se hayan disuelto. Deja enfriar la mezcla y viértela en una botella de espray. Aplícatela en el pelo húmedo y deja que se seque solo.

Si quieres que el espray para ondas también te aclare el pelo, añádele el jugo de 1 limón.

Enjuague de té negro para dar intensidad al pelo castaño

2 tazas de agua
1 cucharada de aceite de jojoba
6 bolsitas de té negro

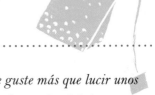

Como tengo el pelo castaño, no hay nada que me guste más que lucir unos bucles oscuros y relucientes, pero a menudo las inclemencias del tiempo me dejan el pelo apagado y deslucido. Este enjuague le da intensidad y lustre al pelo castaño... ¡y encima estimula el crecimiento del cabello!

Pon agua a hervir y retírala del fuego. Agrega el aceite de jojoba y las bolsitas de té y deja reposar la infusión al menos 1 hora. Vierte la mezcla en una botella con aplicador o en un recipiente con pitorro. Échate el enjuague por todo el pelo recién lavado y el cuero cabelludo. Deja que actúe 30 minutos, y para obtener los mejores resultados cúbrete el pelo con un gorro de baño o un film adherente. Aclara con abundante agua y usa acondicionador.

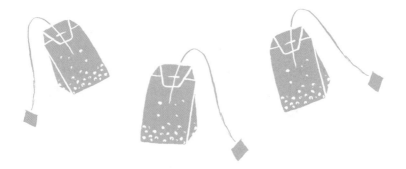

Enjuage aclarador de camomila y limón

2 tazas de agua
6 bolsitas de camomila
jugo de 1 limón

¿Quieres aclararte el pelo rubio sin dañarlo como lo hacen los decolorantes o el agua oxigenada? Este enjuague te aclara e ilumina el pelo y te refresca el cuerpo cabelludo a la vez.

Pon agua a hervir en un cazo mediano. Retira del fuego, añade las bolsitas de camomila y deja reposar la infusión al menos 1 hora. Saca las bolsitas, agrega el jugo de limón y vierte la mezcla en una botella con aplicador o una taza con pitorro. Usa el enjuague en el cabello recién lavado y deja que actúe 10 minutos. Aclara con abundante agua y acondiciona tu pelo.

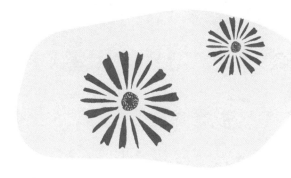

Sérum reparador para el cabello apagado

$\frac{1}{2}$ cucharadita de aceite de coco virgen sin refinar

1 cucharadita de aceite de jojoba

1 cucharadita de aceite de semillas de uva

En mi opinión, no hay nada mejor que un producto que te deja el pelo resplandeciente y al mismo tiempo te lo revitaliza e hidrata, porque, de lo contrario, no te sirve para nada. Este sérum repara la estructura del tallo piloso y le aporta a tu pelo la hidratación y la nutrición que tanto necesita.

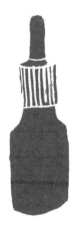

Si el aceite de coco está solidificado, mételo en un platito en el microondas 10 segundos para que se ablande o derrita. Añade el resto de los aceites y vierte la mezcla en un frasquito. Échate un par de gotas entre las palmas, frótatelas y aplícatelo en el pelo mojado o seco.

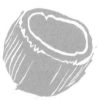

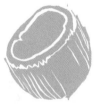

Perfume para el cabello

$\frac{1}{2}$ cucharada de aceite de jojoba
1 cucharada de gel de aloe vera fresco
2 cucharadas de agua destilada
20 gotas del aceite esencial que prefieras

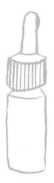

Me encanta el pelo limpio y perfumado, pero lavarte el pelo a diario a veces no es posible porque te lo deja desnutrido y seco. Este perfume es perfecto para cuando quieres que tu pelo huela a limpio sin tener que mojártelo, o también te sirve ¡para levantarte el ánimo en un largo día! Hacer un perfume para el cabello es muy divertido, pero lo será más aún ¡si lo preparas con un grupo de amigas!

Mezcla bien el aceite de jojoba con el gel de aloe y ve añadiendo poco a poco el agua destilada hasta obtener una mezcla homogénea. Viértela en una botellita de espray y añade el aceite esencial. Para usar el perfume, agita el frasco y rocíate una pequeña cantidad por todo el cabello.

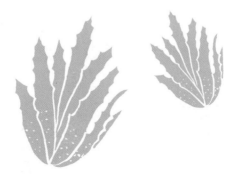

Espray cítrico voluminizador

12 tazas de agua destilada
1 cucharadita de azúcar blanco
jugo de $\frac{1}{2}$ limón
jugo de $\frac{1}{2}$ naranja

Gracias a este suave espray voluminizador evitarás que el pelo pierda volumen y se vea fino y débil. Esta receta es ideal para conseguir el peinado deseado, pero también va de maravilla como tónico capilar refrescante los días que tu peinado ha perdido volumen y no tienes tiempo para lavarte el pelo y volvértelo a peinar.

Calienta agua en un cazo pequeño a fuego medio y añade el azúcar hasta que se disuelva. Cuela el jugo de limón y de naranja para eliminar cualquier residuo de pulpa o de semillas y agrégalo al cazo. Deja que la mezcla se enfríe y viértela en una botella de espray. Aplícatelo rociando una pequeña cantidad en el pelo mojado o seco y péinate como de costumbre.

Bálsamo para las puntas abiertas

N/S

2 cucharadas de cera de abeja

1 cucharadita de aceite de ricino

$\frac{1}{2}$ cucharadita de aceite de oliva virgen extra

Las puntas abiertas son la cruz de mi vida... ¡son horribles y frustrantes! Lamentablemente, la única solución es cortarlas, pero este bálsamo es excelente para sellarlas temporalmente ¡y proteger tu pelo de futuros daños!

Derrite la cera de abeja al baño María a fuego medio y añade las dos clases de aceite hasta mezclar bien los ingredientes. Vierte el bálsamo en un bote con tapa y deja que se enfríe, pero no lo tapes hasta que se haya endurecido.

Aplícate sobre el cabello seco una pequeña cantidad en las puntas.

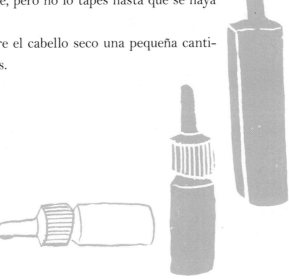

Espray desencrespante de aloe y almendras

1 taza de agua destilada
1 cucharada de gel de aloe vera
1 cucharada de jugo de aloe vera
1 cucharadita de aceite de almendras

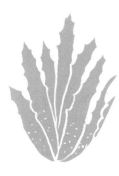

Muchas mujeres se quejan sobre todo de su pelo encrespado y, pese a haber en el mercado gran cantidad de sérums y esprays antiencrespamiento, muchos contienen potentes siliconas que le dan pesadez al cabello, se acumulan en el cuero cabelludo y cuestan de eliminar por más que te laves el pelo. Este espray combate el encrespamiento dejándote el pelo hidratado y nutrido, y además es facilísimo de preparar.

Calienta agua en un cazo pequeño a fuego lento. Retira del fuego y viértela en una botella vacía de espray. Antes de que se enfríe, añade los otros ingredientes, cierra la botella y agítala vigorosamente hasta que se hayan mezclado bien. Deja que se enfríe antes de usarlo.

Rocíate con el producto el pelo mojado antes de peinártelo o el pelo seco para refrescarlo y peinarlo con más facilidad. Guarda el producto en un lugar fresco y seco.

Espray desenredante cien por cien natural

TODOS

2 tazas de agua destilada
1 cucharadita de gel de aloe vera
1 cucharadita de glicerina vegetal
$\frac{1}{2}$ cucharadita de aceite de jojoba

Desenredar el pelo enmarañado además de ser doloroso puede hacer estragos en tu cabello. Si los enredos son un problema para ti, cuando te cepilles el pelo usa un espray. Esta receta también es perfecta para los niños.

Calienta agua en un cazo pequeño a fuego lento. Retírala del fuego y viértela en una botella de espray. Añade los otros ingredientes, cierra la botella y agítala enérgicamente. Antes de usar el espray, deja que se enfríe.

Rocíate el producto en el cabello mojado o seco antes de cepillártelo.

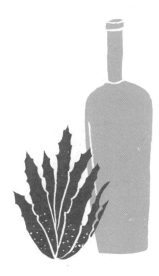

Mascarilla capilar voluminizadora de arcilla

1 taza de arcilla bentonita
$\frac{1}{2}$ taza de agua destilada
$\frac{1}{4}$ taza de vinagre de manzana

Las mascarillas de arcilla van de fábula para la piel y también son ideales para darle volumen al cabello y fortalecerlo. Si usas esta mascarilla dos veces al mes ¡la salud y la textura de tu cabello mejorarán de manera espectacular!

Mezcla los ingredientes en un bol pequeño hasta obtener una pasta sin grumos. Aplícatela en el pelo mojado masajeándolo con movimientos circulares y deja que actúe 15 minutos. Aclara con abundante agua y usa acondicionador.

Sérum para el crecimiento del cabello

½ cucharadita de aceite de coco virgen sin
  refinar
½ cucharadita de aceite de ricino
½ cucharadita de aceite de vitamina E
½ cucharadita de aceite de almendras
½ cucharadita de aceite de aguacate

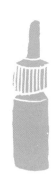

Muchas mujeres nos morimos de ganas de lucir unos largos bucles y a estas alturas es obvio que el mejor camino para tener una melena de sirena es volcarnos en la salud del pelo y del cuero cabelludo. Este sérum penetra a fondo en el cuero cabelludo y le aporta la salud y la nutrición adecuadas para que el pelo ¡crezca con rapidez!

Vierte los ingredientes en un frasquito y agítalo. Usa una pequeña cantidad en el cuero cabelludo seco por la noche, con la ayuda de un bastoncillo de algodón o de un cepillito para aplicártelo directamente. A la mañana siguiente lávate el pelo con champú normal o seco.

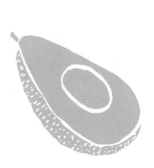

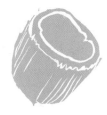

Capítulo 6

El cuerpo

· ·

Este capítulo cubre el área más extensa de todas: ¡el cuerpo! La mayoría de las mujeres sabemos que debemos cuidar y mimar el cabello y el rostro, pero muchas veces nos olvidamos de la piel que recubre el resto del cuerpo. Ponle remedio a este mal hábito y usa cualquier exfoliante, baño de inmersión, loción o aceite de este capítulo ¡o todos! Tu piel estará radiante al poco tiempo y verás lo importante que es cuidarte el cuerpo.

Este capítulo también me encanta porque en la vida hay muchas ocasiones para hacer regalos ¡y todo el mundo se puede beneficiar de un buen exfoliante o loción!

Recetas limpiadoras

Esta sección contiene recetas limpiadoras para hacer geles, exfoliantes y jabones, e incluso un desodorante casero (¡que funciona!). Prueba algunas de las recetas, descubrirás que te dejan el cuerpo superlimpio sin destruir sus aceites naturales esenciales (créeme, es mejor que los conserves).

Gel hidratante de coco

TODAS

$\frac{1}{2}$ taza de leche de coco
1 taza de jabón líquido de Castilla
1 cucharada de aceite de coco licuado
1 cucharadita de aceite de vitamina E
1 cucharadita de glicerina vegetal
10 gotas del aceite esencial que prefieras

Los geles de ducha hidratantes de primerísima calidad que venden en las tiendas suelen costar un dineral, pero puedes hacer uno en casa increíblemente hidratante y eficaz por solo un par de euros. Este gel despide un aroma delicioso y mantiene tu piel hidratada todo el día.

Vierte los ingredientes en un recipiente con tapa que prefieras. Agítala antes de cada uso.

Gel corporal de miel

1 taza de jabón líquido de Castilla
$\frac{2}{3}$ taza de miel pura
$\frac{1}{4}$ taza de aceite de oliva virgen extra
1 cucharadita de aceite de vitamina E

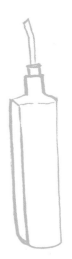

*Me encanta este gel sencillo y nutritivo, y además su
ingrediente principal es uno de mis alimentos
preferidos… ¡la miel! Huele divinamente y te dejará la
piel superlimpia e hidratada sin que te quede pegajosa.
¡Te lo prometo!*

Vierte los ingredientes en una botella con aplicador y agítala enérgicamente para que se mezclen bien. Agítala un poco antes de cada uso.

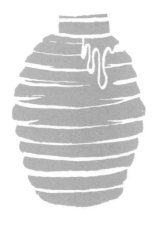

Exfoliante cítrico de sal marina

$\frac{1}{2}$ taza de sal marina

2 cucharadas de aceite de oliva virgen extra

1 cucharadita de aceite de coco virgen sin refinar

ralladura de 1 limón

jugo de $\frac{1}{2}$ limón

Este exfoliante corporal es perfecto para la piel reseca y apagada. Exfolia hasta la piel seca más endurecida y la nutre en profundidad gracias a las propiedades hidratantes del aceite de coco y el aceite de oliva.

En el recipiente con tapa hermética que prefieras, echa la sal marina y los aceites, pero asegúrate de que la sal esté cubierta por el aceite antes de añadir los ingredientes cítricos. Agrega el resto de los ingredientes y remuévelos para mezclarlos bien. Antes de ducharte, aplícate el exfoliante en la piel seca masajeándola con movimientos circulares.

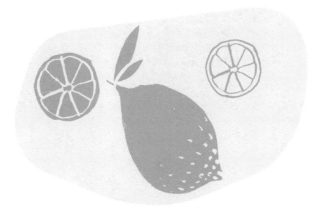

Desodorante hidratante

 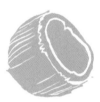

2 cucharadas de aceite de coco virgen sin refinar

2 cucharadas de manteca de karité pura

$\frac{1}{4}$ taza de bicarbonato de soda

$\frac{1}{4}$ taza de arruruz en polvo o maicena

El mal olor y la irritación de las axilas son algo muy molesto, pero para solucionar uno de estos problemas tienes que resolver el otro. Este desodorante casero calma e hidrata la sensible piel de las axilas, manteniendo a raya el mal olor que puedan despedir.

Mezcla los ingredientes en un bol pequeño. (He comprobado que un tenedor es ideal para mezclarlos bien.) Conserva el desodorante en un pequeño recipiente hermético. Aplícatelo frotándote las axilas limpias y secas con una pequeña cantidad.

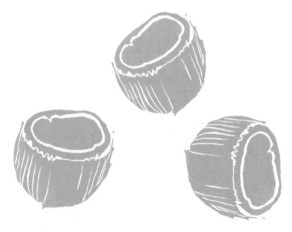

Exfoliante corporal de fresas

6 fresas grandes sin el rabito, a dados
1 cucharada de azúcar
1 cucharada de miel
$\frac{1}{2}$ cucharada de aceite de coco virgen sin refinar
jugo de $\frac{1}{4}$ de limón

Las fresas son frutos deliciosos repletos de poderes exfoliantes e hidratantes. Con los frutos que dan nombre a este exfoliante, un toque de azúcar y un aceite sumamente hidratante, conseguirás una piel sublime y luminosa.

Tritura las fresas en un bol y mézclalas con el resto de los ingredientes. Aplícate el exfoliante en la piel seca y masajéala con movimientos circulares durante varios minutos. Aclara con abundante agua y dúchate.

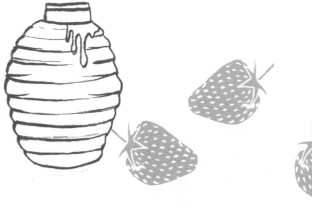

Exfoliante de naranja y jengibre para los pies

2 cucharadas de aceite de coco virgen sin refinar
2 cucharadas de sal marina
1 cucharada de jengibre recién rallado
ralladura de ½ naranja

Este exfoliante renueva y embellece los pies más castigados y cansados. La naranja los exfolia, y el jengibre los estimula y perfuma con una deliciosa fragancia a especias. Te recomiendo usarlo al menos una vez a la semana ¡para mimar tus cansados pies!

Mezcla el aceite con la sal marina hasta que esté cubierta por el aceite. Derrite antes si es necesario el aceite de coco en el microondas. Agrega el jengibre rallado y la ralladura de naranja y deja «marinar» la mezcla como mínimo toda la noche en la nevera. Con la piel seca, frótate con este exfoliante los talones, las plantas de los pies y los tobillos. Aclara con abundante agua y aplícate una loción.

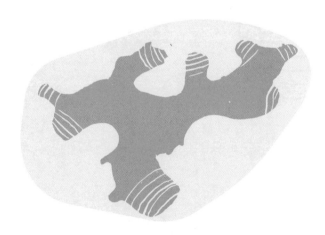

Gel espumoso para pieles propensas al acné

2 tazas de agua destilada

$\frac{1}{4}$ taza de albahaca

1 taza de jabón líquido de Castilla

1 cucharada de aceite de jojoba

1 cucharada de glicerina vegetal

20 gotas de aceite esencial de árbol del té

El acné corporal, que puede aparecer por cualquier razón, desde el estrés y las hormonas hasta las alergias y los detergentes para la ropa, es muy frustrante. La mejor solución es recurrir a un medicamento dermatológico y exfoliar con suavidad la piel a diario. Si usas este gel corporal con una esponja suave vegetal ¡tus granitos desaparecerán de la cabeza a los pies!

Pon agua a hervir en un cazo pequeño. Retírala del fuego, añade la albahaca y déjala macerar de 2 horas a toda la noche. Pasado ese tiempo, cuela las hojas y vierte la maceración y el resto de los ingredientes en una botella con tapón. Agítala un poco para que se mezclen.

Para usar el gel, agita la botella con suavidad y aplica una pequeña cantidad sobre la esponja vegetal humedecida. Enjabona y masajea con la esponja la piel mojada. Aclara con abundante agua y usa el gel a diario.

Exfoliante revitalizante de café

$\frac{1}{4}$ taza de posos de café (aunque parezca raro, ¡incluso puedes usar los de tu cafetera!)

$\frac{1}{4}$ taza de aceite de oliva virgen extra

2 cucharadas de miel

2 cucharadas de azúcar blanco

Un chute de cafeína hace milagros en una mente cansada, pero también va de maravilla para la piel apagada o flácida. Este exfoliante te da un subidón físico y mental, y después de usarlo unas pocas veces ¡notarás una diferencia alucinante en el tono y la tersura de tu piel!

Mezcla los ingredientes en un bol pequeño hasta obtener una pasta sin grumos. Aplícate el exfoliante en la piel seca antes de ducharte y masajéala con movimientos circulares unos 2 minutos. Aclara con abundante agua y dúchate.

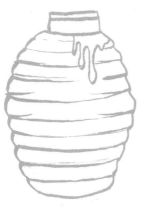

Recetas hidratantes

Hidratar la piel de nuestro cuerpo es importante porque es mucho más gruesa que la de la cara y tiene muchas menos glándulas sebáceas hidratantes, por eso se seca mucho más deprisa. ¡Usa una leche o crema corporal a diario y un exfoliante hidratante con regularidad!

Manteca corporal de mango

1 taza de manteca de cacao sin refinar

$\frac{1}{2}$ taza de aceite de coco virgen sin refinar

$\frac{1}{2}$ taza de aceite de almendras dulces

1 cucharadita de extracto de mango

$\frac{1}{2}$ cucharadita de extracto de vainilla

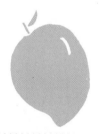

Esta recta es una interpretación natural de otra que solía comprar en una tienda por ser mi favorita hasta que, para mi sorpresa, descubrí que contenía algunos ingredientes poco saludables. Esta manteca corporal es hidratante, huele deliciosamente ¡y además puede transformarse en un regalo estupendo!

Derrite al baño María la manteca de cacao y el aceite de coco a fuego medio. Retíralos del fuego, agrega el aceite de almendras y el extracto de mango y de vainilla. Deja la mezcla en la nevera durante 2 horas o hasta que se empiece a endurecer. Sácala de la nevera y bátela con una batidora de mano hasta obtener una textura consistente. Viértela en un tarro de vidrio con tapa y deja que se enfríe antes de aplicártela.

Aceite de baño de oliva y rosas

$\frac{1}{4}$ taza de aceite de oliva virgen extra

$\frac{1}{2}$ taza de agua de rosas

20 gotas de aceite esencial de rosas

Cuando te sumerges en una bañera llena de agua caliente en la que has echado aceites esenciales, tu mente y tu cuerpo se transforman. Este voluptuoso baño de inmersión es una forma maravillosa de relajarte y de hidratar la piel. El aceite de oliva humecta y nutre tu cuerpo, y el de rosas mima y sosiega tu mente. Esta receta es solo para un baño, pero puedes preparar una mayor cantidad y guardarla en un lugar fresco y seco.

Mezcla los ingredientes y échalos en la bañera mientras la llenas de agua caliente. Para que desate tu lado más voluptuoso, agrégale pétalos frescos de rosa. (¡No te olvides de acompañarlo con una copa de champán!) Y deléitate dentro de la bañera durante 30 minutos o el tiempo que desees.

Aceite corporal hidratante

$\frac{1}{4}$ taza de aceite de sésamo

$\frac{1}{4}$ taza de aceite de almendras dulces

1 cucharada de aceite de vitamina E

10 gotas del aceite esencial que prefieras (si lo deseas)

Usar aceite corporal es una forma maravillosa y ligera de hidratar profundamente la piel dándole una hermosa luminosidad. Además de ser muy fácil de elaborar, después de aplicártelo por primera vez ya verás una diferencia abismal en la hidratación y el lustre de tu piel.

Vierte los ingredientes en la botella con tapón que desees. Personalmente prefiero las que llevan un aplicador (una botella de leche corporal reutilizada sería lo ideal) por su sistema antigoteo. Agítala con suavidad. Después de bañarte o ducharte, aplícate una pequeña cantidad en la piel limpia masajeándola con movimientos circulares.

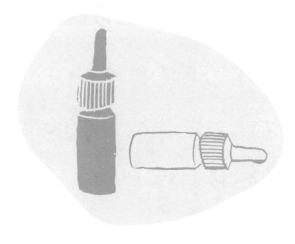

Crema depilatoria suavizante

$\frac{2}{3}$ taza de manteca de cacao

$\frac{2}{3}$ taza de aceite de coco virgen sin refinar

$\frac{1}{4}$ taza de aceite de jojoba

2 cucharaditas de bicarbonato de soda

La depilación es una forma estupenda de conseguir una piel suave. Como es obvio, elimina el exceso de vello, pero también la exfolia ligeramente, haciendo que las lociones, cremas o aceites penetren con más facilidad en la piel. Esta receta se parece a la «manteca corporal de mango» (página 135), salvo por algunas pequeñas diferencias que te permiten usarla con una cuchilla de afeitar. Te prepara la piel para la depilación y hace la mitad del trabajo de tu loción o aceite corporal.

Derrite al baño María la manteca de cacao y el aceite de coco a fuego medio. Retíralos del fuego y añade el aceite de jojoba. Mete la mezcla en la nevera hasta que se endurezca. Sácala de la nevera y déjala a temperatura ambiente unos 5 minutos. Añade el bicarbonato de soda y bate la mezcla con una batidora de mano hasta que se licúe. Viértela en la botella con tapón que prefieras.

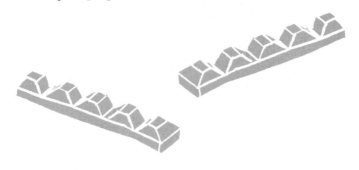

Loción corporal de almendras y rosas

$\frac{3}{4}$ taza de aceite de almendras dulces

2 cucharadas de cera de abeja

1 taza de agua de rosas

30 gotas de aceite esencial de rosas

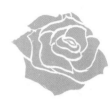

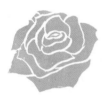

Esta loción de alto poder humectante, además de nutrir tu piel profundamente, te la deja hidratada a lo largo del día. Su voluptuoso aroma a rosas te hará sentir guapa y mimada. Es otra receta que puede ser un regalo fabuloso si la envasas en un bonito tarro de cristal.

Calienta al baño María el aceite de almendras dulces y la cera de abeja a fuego medio hasta que esta se derrita.

Echa el agua de rosas en una batidora y tapa la cubeta dejando abierto el orificio para verter líquidos. Bátela a velocidad alta y luego echa en un hilo el aceite de almendras y la cera de abejas por el orificio. En cuanto la mezcla se haya espesado, deja de batir y añade el aceite esencial de rosas.

Para sacarle el máximo partido, cuando acabes de ducharte aplícate una generosa cantidad de esta voluptuosa loción.

Aceite relajante para masaje con eucalipto y lavanda

1 taza de aceite de oliva virgen extra

2 cucharadas de aceite de ricino

15 gotas de aceite esencial de lavanda

10 gotas de aceite esencial de eucalipto

Me encanta dar masajes y sobre todo recibirlos, pero cuando quieres dar uno que sea realmente relajante no basta con usar una loción normal. Este aceite es ideal para masajear la piel y, al mismo tiempo, te permite controlar tus movimientos en lugar de que las manos te resbalen sin querer yendo por todas partes. El aroma a lavanda y eucalipto son mis favoritos para dar masajes con aceites. La lavanda me relaja intensamente y el eucalipto alivia el dolor muscular y articular. Dicho esto, puedes experimentar con tus aceites esenciales preferidos ¡para crear tu aceite para masaje personalizado!

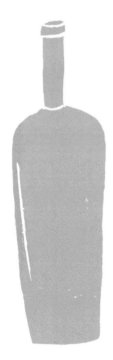

Vierte los ingredientes en una botella y agítala con suavidad para que se mezclen bien. Aplícate el aceite en la piel limpia y seca. Aclara si lo deseas (aunque no es necesario).

Agita la mezcla antes de usarla y consérvala en un lugar fresco y seco.

Crema de manos de lavanda

2 cucharadas de cera de abeja
2 cucharadas de manteca de cacao
2 cucharadas de manteca de karité
1 cucharadita de aceite de almendras dulces
15 gotas de aceite esencial de lavanda

La crema de manos es uno de esos productos de lo más beneficiosos que a menudo olvidamos usar. Esta receta te permite crear una crema protectora de manos hidratante y suavizante que te mimará a lo largo del día y además puede convertirse en un regalo estupendo.

Calienta al baño María la cera de abeja, la manteca de cacao y la manteca de karité a fuego medio hasta que se deshagan. Retira del fuego y añade el aceite de almendras dulces y el aceite esencial de lavanda. Deja la mezcla en la nevera hasta que se endurezca un poco. Sácala de la nevera y bátela con una batidora de mano hasta obtener la consistencia deseada. Vierte la crema en un tarrito o bote de cristal con tapa.

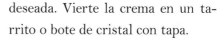

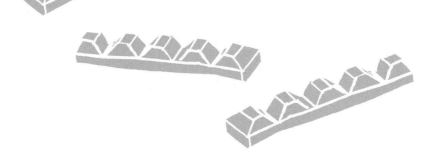

La lavanda

La lavanda es muy apreciada en todas partes por mejorar el estado de ánimo gracias a sus efectos relajantes y sedantes y también se usa externamente para el bienestar de la piel. Te lo creas o no, la lavanda tiene además propiedades antifúngicas y antisépticas excelentes para la salud de la piel (acelera la curación) y el cabello.

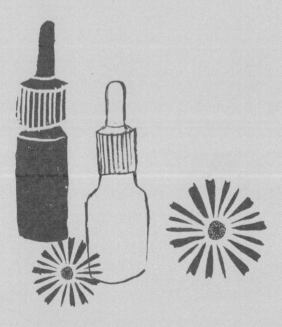

Crema de vainilla y menta para los pies

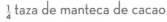

$\frac{1}{4}$ taza de manteca de cacao

2 cucharadas de aceite de coco virgen sin refinar

$\frac{1}{2}$ cucharadita de extracto de vainilla

15 gotas de aceite esencial de menta

La crema para los pies es otra «crema complementaria» que no solemos usar, pero adquirir la costumbre de incluirla en nuestro armario de cosmética da resultados deliciosos y beneficiosos. Esta refrescante receta en particular es propia de sibaritas y, además, su aroma ¡hará que sea el regalo perfecto para los días festivos!

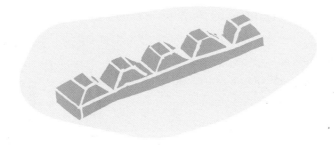

Calienta al baño María la manteca de cacao y el aceite de coco a fuego bajo o medio. Retira del fuego y añade el extracto de vainilla y el aceite esencial de menta. Deja enfriar la mezcla en la nevera hasta que se endurezca un poco. Sácala de la nevera y bátela con una batidora de mano hasta obtener la consistencia deseada (yo prefiero una crema de pies un tanto espesa). Vierte la mezcla en el recipiente que prefieras.

Para obtener los mejores resultados, coge una buena cantidad y embadúrnate los pies limpios antes de acostarte. Ponte calcetines ¡y deja tus pies «remojados» en crema toda la noche!

Bálsamo de aceite de oliva

$\frac{1}{4}$ taza de aceite de oliva virgen extra

$\frac{1}{4}$ taza de cera de abeja

$\frac{1}{2}$ cucharadita de aceite de vitamina E

Los bálsamos son excelentes para las callosidades, los cortes, los arañazos, los cardenales y las manchas. Esta receta hidrata y protege la piel ¡acelerando a la vez la curación!

Calienta al baño María los ingredientes a fuego bajo o medio hasta que se derritan. Retíralos del fuego y vierte la mezcla en un bote con tapa hermética o en el tarro vacío de bálsamos que prefieras, y déjala enfriar antes de taparla.

Aplícate una buena cantidad del bálsamo en las zonas deseadas.

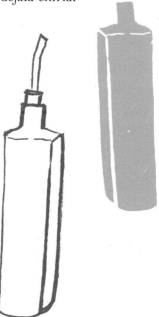

Lociones en barritas caseras

$\frac{3}{4}$ taza de cera de abeja

$\frac{1}{4}$ taza de manteca de karité

$\frac{1}{4}$ taza de aceite de coco virgen sin refinar

20 gotas del aceite esencial que prefieras

De 6 a 8 moldes de jabón

Las lociones en barritas son fabulosas para viajar porque te hidratan la piel sin gotear. La receta se parece a muchas de las recetas de lociones del libro, la única diferencia es que esta tiene un poco más de cera de abejas ¡y la bonita forma de un jabón!

Calienta al baño María los ingredientes sólidos hasta que se derritan. Retíralos del fuego, añade el aceite esencial, remueve la mezcla y déjala enfriar un poco. Viértela uniformemente en los moldes y deja que se endurezca (lleva alrededor de 2 horas). Desmolda la loción solidificada y *voilà*! ¡Ya tienes tu loción en barritas!

Pasa la barrita sobre tu piel limpia y seca. No aclares con agua.

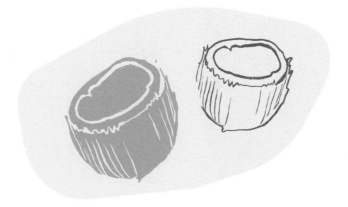

Aceite corporal iluminador

½ taza de aceite de almendras dulces

1 cucharada de aceite de ricino

1 cucharada de mica natural plateada en polvo

½ cucharada de óxido de zinc en polvo

Cuando la estación te permite mostrar tu piel, no hay nada más bonito que una piel hidratada y resplandeciente. Este aceite corporal iluminador, además de humectártela, te la «ilumina» con partículas que reflejan la luz. Si te untas una buena cantidad de aceite en los brazos y las piernas antes de salir de noche ¡brillarás la noche entera!

Vierte los ingredientes en un frasco de cristal con tapón. Agítalo para mezclarlos bien. Agita el aceite antes de usarlo y aplícatelo en la piel limpia y seca.

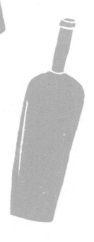

Crema solar de coco y manteca de karité

$\frac{1}{4}$ taza de aceite de coco virgen sin refinar

$\frac{1}{4}$ taza de manteca de karité

2 cucharadas de aceite de jojoba

1 cucharadita de aceite de vitamina E

2 cucharadas de óxido de zinc en polvo

Es importante proteger la piel de los dañinos rayos del sol. Todos sabemos que una exposición solar excesiva puede provocar cáncer de piel y también es la principal causa del envejecimiento prematuro. ¿Sabías que una quemadura solar puede causar arrugas que no empezarán a aparecer hasta cinco años más tarde?

Para serte sincera, la mayoría de las cremas solares del mercado están cargadas de sustancias químicas tóxicas y perjudiciales para la salud, y encima son excelentes taponando poros y haciendo que tu piel se vea grasienta y embadurnada. En cambio, esta receta cien por cien natural es de lo más saludable y, además de protegerte la piel, te la hidrata y nutre en una sola pasada.

Calienta al baño María el aceite de coco y la manteca de karité a fuego bajo o medio hasta que se fundan. Retira la mezcla del fuego y añade el resto de los ingredientes mientras está caliente. Viértela en el recipiente que prefieras y déjala enfriar.

Antes de tomar el sol, aplícate la crema solar masajeándote la piel. Vuelve a untarte cada hora más o menos.

Exfoliante corporal de coco, limón y azúcar

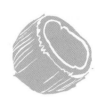

$\frac{1}{4}$ taza de aceite de coco virgen sin refinar

2 cucharadas de leche de coco

$\frac{1}{4}$ taza de azúcar

1 cucharadita de jugo de limón

1 cucharada de ralladura de limón

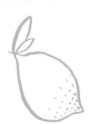

Este exfoliante tan delicioso, refrescante e hidratante es perfecto para lucir una piel reluciente de escándalo. Me encanta sobre todo aplicármelo en verano... el aroma de coco me transporta al instante a la playa.

Derrite al baño María el aceite de coco a fuego bajo o en el microondas a potencia media de 15 a 20 segundos, y añade la leche de coco y el azúcar, mézclalos bien hasta que el azúcar esté cubierto por los otros ingredientes. Agrega el jugo de limón y la ralladura hasta obtener una mezcla homogénea. Viértela en un tarro de cristal.

Antes de ducharte, aplícate en la piel seca el exfoliante con un masaje circular. Aclara con abundante agua y toma una ducha.

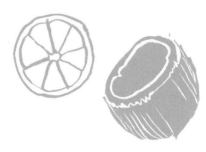

Crema de limón para las cutículas

1 cucharada de manteca de karité
1 cucharada de cera de abeja rallada
1 cucharada de aceite
    de coco virgen sin refinar
10 gotas de aceite esencial de limón

Desde lavar la ropa a mano hasta un clima frío, nuestras delicadas cutículas son lo primero en resentirse de nuestras manos. Mantenlas blandas y protegidas con esta crema hidratante y fresca.

Derrite al baño María la manteca de karité, la cera de abeja y el aceite de coco a fuego medio. Retira del fuego y añade el aceite esencial de limón. Vierte la mezcla en un tarrito con tapa y deja que se enfríe antes de taparlo.

Aplícate a diario una pequeña cantidad de crema en las cutículas dándoles un masaje.

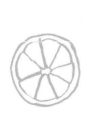
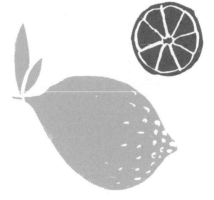

Baño relajante de avena

N/S

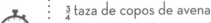

1 calcetín limpio o un filtro de café
1 goma elástica
$\frac{3}{4}$ taza de copos de avena
2 cucharadas de aceite de coco virgen sin refinar

Este baño de inmersión es perfecto para cualquiera que sufra de psoriasis o eccema, que tenga picazón o la piel irritada, seca o tirante. ¡Es una forma rápida y fácil de ponerle remedio!

Echa la avena en el calcetín o en el filtro de café y precíntalo con la goma elástica. Mete el «saquito» en la bañera y llénala con agua caliente. En cuanto se haya llenado, vierte el aceite de coco. Y disfruta de este relajante baño de avena al menos durante 15 minutos.

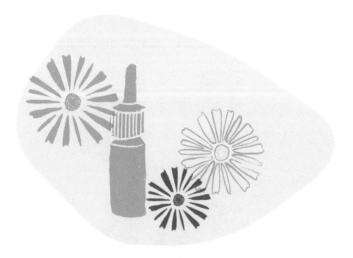

Ingrediente estrella:

La avena

Mezclada con agua, la avena forma una nutritiva pasta que como agente tópico hidrata y protege la piel. También elimina la suciedad y las impurezas de los poros. Es excelente si se combina con otros beneficiosos ingredientes para la piel, pero por sí sola también obra maravillas.

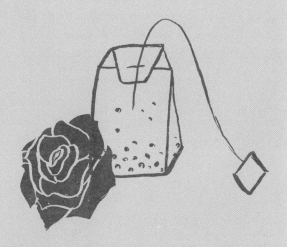

Exfoliante corporal de vainilla y azúcar moreno

2 tazas de azúcar moreno
$\frac{1}{2}$ taza de aceite de oliva virgen extra
$\frac{1}{2}$ taza de miel
1 cucharada de extracto de vainilla

Este exfoliante no solo se lleva las células muertas, sino que también hidrata la piel en profundidad, ¡dándole una luminosidad despampanante! En esta receta me he tenido que contener para no comerme sus ingredientes a cucharadas... ¡son deliciosos! Y encima puedes convertirlos en un fabuloso regalo de cosmética. Nadie se enterará de lo barato que te ha salido, porque es clavadito a la versión de 25 euros que venden en los spas más lujosos.

Mezcla los ingredientes hasta que no queden grumos y ponte manos a la obra, exfoliando en especial las rodillas, los codos y los talones. Aclara con abundante agua.

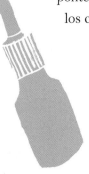

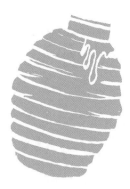

Recetas detox

Desde la dieta hasta el entorno urbano, tu cuerpo se topa a diario con numerosas toxinas, por lo que tu piel se vuelve apagada y llena de impurezas, se te obturan los poros y te sientes embotada. Pero si sigues un tratamiento detox varias veces al mes, ¡tu piel se verá radiante!

Baño revitalizante de té verde matcha

1 taza de sal de Epsom
$\frac{1}{4}$ taza de té verde matcha en polvo

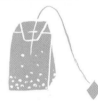

El té verde matcha en polvo es básicamente como el té verde concentrado. Está repleto de antioxidantes, es una bebida deliciosa y además transforma tu baño de inmersión en una cura increíblemente rejuvenecedora. Pero como esta receta te dará mucha energía, es mejor que tomes este baño por la mañana o la tarde. También te teñirá la toalla de color verde claro, algo que a mí me divierte. Esta receta sirve para una sola vez, pero puedes preparar una mayor cantidad ¡y guardarla para repetir la experiencia!

Mezcla los ingredientes y échalos en la bañera mientras la llenas de agua caliente. Disfruta del baño durante al menos 15 minutos.

Baño para eliminar las impurezas

$\frac{1}{2}$ taza de sal de Epsom

$\frac{1}{2}$ taza de vinagre de manzana

$\frac{1}{4}$ taza de sal marina

jugo de 1 limón

Este tratamiento no es el más lujoso ni glamuroso, pero ten por seguro que eliminará las toxinas e impurezas de tu cuerpo y te hará sentir como nueva.

Llena la bañera de agua lo más caliente que puedas soportar, echa los ingredientes, mézclalos hasta que se hayan disuelto y disfruta del baño de inmersión durante 30 minutos. Asegúrate de salir poco a poco de la bañera (tal vez te sientas un poco mareada por este baño desintoxicante) y bebe después una buena cantidad de agua para evitar la deshidratación.

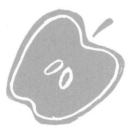

Baño de oxígeno de jengibre y limón

1 taza de peróxido de hidrógeno
$\frac{1}{4}$ taza de jengibre fresco rallado
jugo de 1 limón

Cuando el peróxido de hidrógeno se usa en un baño, se suele llamar «baño de oxígeno», que además de sonar impresionante te hará sentir de maravilla. El hidrógeno te ayuda a librarte de las toxinas del cuerpo y cuando lo combinas con el estimulante efecto del jengibre en el flujo sanguíneo y las propiedades antioxidantes del limón, obtienes un baño de alto poder desintoxicante.

Llena la bañera de agua lo más caliente que puedas soportar, echa los ingredientes, remuévelos para mezclarlos y goza del baño durante 30 minutos. No te olvides de beber un montón de agua ¡para recuperar la que has perdido sudando!

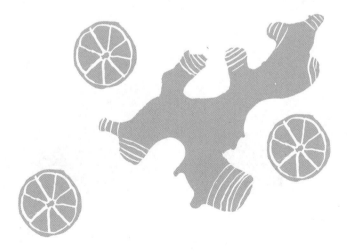

Mascarilla corporal detox de arcilla

1 $\frac{1}{2}$ tazas de agua destilada
$\frac{1}{2}$ taza de arcilla caolín o bentonita

El «barro» de arcilla es de lo más eficaz y seguro para descongestionar los poros. Este tratamiento te succiona las toxinas de la piel y le da a tu cuerpo una luminosidad preciosa. ¡Y además te lo pasarás en grande embadurnándote!

Calienta agua en un cazo mediano hasta alcanzar una temperatura con la que te sientas cómoda. Vierte poco a poco el agua en la arcilla, removiendo continuamente hasta obtener una pasta de la textura del barro. Métete en la bañera y úntate todo el cuerpo con la arcilla masajeándolo con movimientos circulares (¡puedes embadurnarte de la cabeza a los pies si lo deseas!) Deja actuar la arcilla al menos 5 minutos o, para sacarle el máximo partido, sumérgete en el agua caliente durante 15 minutos como máximo. Aclárate bajo la ducha con abundante agua.

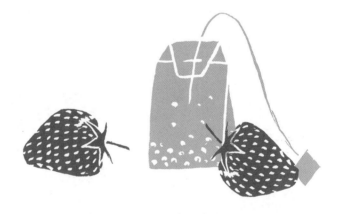

Baño de pies detox con romero

- ¾ taza de sal de Epsom
- ¼ taza de sal marina
- ¼ taza de bicarbonato de soda
- ¼ taza de romero seco
- 20 gotas del aceite esencial que desees (yo prefiero el de lavanda)

Si te sientes embotada y con los pies destrozados, esta receta está hecha para ti. Las sales de Epsom y el romero te relajan los músculos doloridos, y el bicarbonato de soda los desintoxica. Y además puede convertirse en un increíble regalo que es ideal para las amistades y miembros de tu familia ¡que se pasan la mayor parte del día de pie! Esta receta es para una sola vez, pero puedes preparar una mayor cantidad para hacer un regalo o para repetir la experiencia.

Mezcla bien los ingredientes en un bol grande. Vierte agua tan caliente como tus pies puedan soportar en una palangana o un recipiente de gran tamaño y añade la mezcla de sales. Deja los pies en remojo durante 30 minutos. Aclara con abundante agua y lávatelos.

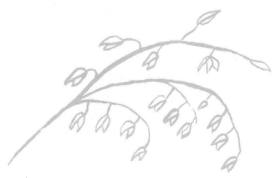

Tratamiento exfoliante para los pies

jugo de 1 limón
1 taza de vinagre de manzana

Las callosidades persistentes cuestan de eliminar. Por suerte este tratamiento te hace la mitad del trabajo. Si dejas los pies en remojo y luego te los exfolias con una piedra pómez, advertirás que los pies te quedan mucho más suaves.

Llena la palangana o el recipiente grande con agua caliente y añade el jugo de limón y el vinagre de manzana. Deja los pies en remojo durante 15 minutos y luego pásate por ellos una piedra pómez o usa un exfoliante. Aclara con abundante agua y lávatelos.

Baño antioxidante de vino tinto

4 tazas de vino tinto
2 cucharadas de aceite de coco virgen sin refinar

Con este baño propio de sibaritas (el vino tinto es su principal ingrediente) te lo pasarás en grande. Y encima es uno de los tratamientos más antioxidantes que hay. El vino tinto está lleno de antioxidantes, de polifenoles que mantienen la piel saludable y de ácido tartárico exfoliante. Pero no te preocupes, no tienes por qué malgastar un vino de gran calidad… ¡porque cualquier vino tinto te sirve!

Echa los ingredientes en una bañera con agua caliente y mézclalos bien. Sumérgete al menos durante 15 minutos. Aclara con abundante agua y dúchate.

Exfoliante anticelulítico de jengibre

$\frac{1}{2}$ taza de azúcar
2 cucharadas de aceite de coco virgen sin refinar
2 cucharadas de jengibre fresco rallado
jugo de 1 limón

No te mentiré diciéndote que el exfoliante hará que tu celulitis se esfume como por arte de magia, pero con un poco de estímulo manual y un cierto ejercicio físico lograrás reducir la molesta piel de naranja. Este exfoliante tonificante aumenta la microcirculación en las áreas con celulitis y ayuda al cuerpo a arrastrar las grasas remodelando tu piel.

Mezcla en un bol el aceite de coco con el azúcar hasta que este quede totalmente cubierto. Agrega el resto de los ingredientes y mézclalos bien. Aplícate el exfoliante sobre la piel seca en las áreas problemáticas, masajeándolas vigorosamente con movimientos circulares durante unos 2 minutos. Aclara con abundante agua y dúchate.

Recetas para mimarte

Estas recetas, las más propias de sibaritas de todas —desde baños de inmersión, baños de pies y exfoliantes, hasta tratamientos de belleza—, te harán sentir como si estuvieras en un lujoso spa. Algunas están concebidas para mimar tu piel tras las irritaciones del depilado con cuchilla, las quemaduras solares y las picaduras de insectos. Sea cual sea tu problema, si lo tratas con ingredientes naturales ten por seguro que te recuperarás ¡en un periquete!

Baño con camomila y menta

6 bolsitas de manzanilla o 6 cucharadas
   de manzanilla suelta
$\frac{1}{4}$ taza de hojas de menta,
   sin los tallos
1 calcetín limpio o un filtro de café
1 goma elástica

A veces simplemente necesitas relajarte y desconectar un poco, y una de las mejores formas naturales de hacerlo es recurriendo a la camomila. Si la combinas con la refrescante menta ¡te relajarás en un pispás! Esta receta te ofrece un relajante saquito para el baño, y si lo envuelves con un papel llamativo (¡yo que tú no usaría el calcetín!) se convierte en un fabuloso regalo.

Si usas las bolsitas de infusión de manzanilla, ábrelas y echa el contenido en el calcetín o el filtro de café. Añade las hojas de menta y precinta el «saquito» con la goma elástica. Échalo en la bañera y llénala con agua caliente. Goza de este baño de inmersión durante al menos 15 minutos.

Exfoliante de sales para las agujetas

TODAS

$\frac{1}{2}$ taza de sal de Epsom

$\frac{1}{4}$ taza de sal marina

$\frac{1}{4}$ taza de aceite de oliva virgen extra

10 gotas de aceite esencial de menta

10 gotas de aceite esencial de eucalipto

Las agujetas son una buena señal de haber hecho un ejercicio físico en toda regla, pero ¡también son muy molestas y dolorosas! Este exfoliante relaja las agujetas causadas por el ejercicio físico y, además, te deja la piel radiante.

Mezcla los ingredientes hasta obtener una pasta sin grumos. Aplícate en la piel seca el exfoliante dándote un suave masaje en los músculos doloridos durante unos minutos. Aclara y dúchate.

También puedes eliminar el aceite de oliva y la sal marina de la receta y usar el resto de los ingredientes para gozar de un baño caliente relajante.

Baño de pies tonificante de árbol del té y menta

$\frac{1}{2}$ taza de sal de Epsom
$\frac{1}{4}$ taza de bicarbonato de soda
10 gotas de aceite esencial de menta
10 gotas de aceite esencial de árbol del té

Los pies cansados y doloridos pueden amargarte el día. Este baño de pies es excelente para los pies castigados y sin duda te subirá los ánimos. El aceite de menta y el del árbol del té te llenarán de energía y despertarán tus sentidos, y la sal de Epsom te aliviará el dolor.

Llena una palangana o un recipiente grande con agua caliente, echa los ingredientes y remuévelos para que se mezclen bien. Deja los pies en remojo al menos durante 15 minutos.

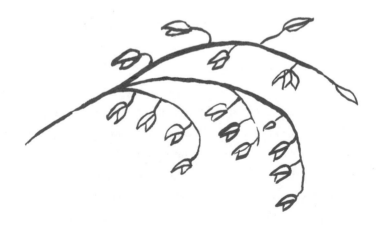

Vaporizador corporal de rosas y pomelo

1 taza de agua destilada
1 cucharada de hamamelis
1 cucharadita de aceite de vitamina E
10 gotas de aceite esencial de pomelo
10 gotas de aceite esencial de rosas

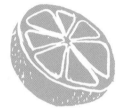

Me encanta la voluptuosa sensación de rociarme con un espray corporal de aroma refrescante. La mayoría de los esprays para el cuerpo están llenos de alcohol irritante y de sustancias químicas, pero esta versión cien por cien natural te mantendrá fresca y saludable.

Vierte los ingredientes en una botella de espray y agítala con suavidad para que se mezclen bien. Rocíate el cuerpo con el espray estés donde estés ¡cuando necesites sentir un chute de energía!

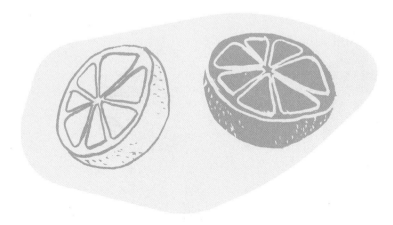

Loción de menta para el dolor muscular

$\frac{1}{3}$ taza de cera de abeja

$\frac{1}{2}$ taza de manteca de karité

$\frac{1}{2}$ taza de aceite de coco virgen sin refinar

15 gotas de aceite esencial de menta

10 gotas de aceite esencial de eucalipto

Aparte de no sufrirlo, ¿se te ocurre algo mejor para tu dolor muscular que recibir un suave masaje con una loción refrescante y calmante? ¡Es lo mejor que hay! Esta loción te hidrata la piel y te alivia el dolor y las molestias en un solo gesto.

Derrite al baño María la cera de abeja, la manteca de karité y el aceite de coco a fuego bajo. Retíralo del fuego y añade los aceites esenciales. Deja la mezcla en la nevera hasta que se endurezca. Sácala de la nevera y bátela con una batidora de mano hasta obtener la consistencia deseada. Aplícatela en la piel limpia y seca con un masaje suave. Guárdala en un lugar fresco y seco.

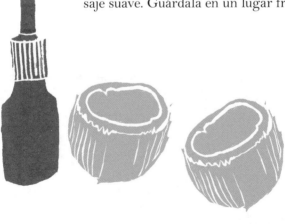

Espray corporal calmante para el verano

TODAS

1 taza de agua destilada
1 cucharada de gel de aloe vera
1 cucharada de aceite de coco virgen sin refinar
$\frac{1}{2}$ taza de jugo de aloe vera

El verano es mi estación favorita, pero esto no significa que sea la más cómoda. Desde las quemaduras solares y las erupciones causadas por el calor hasta sentirte sin energía por estar acalorada, a veces necesitas algo para aliviar y refrescar tu piel. Esta receta es el espray perfecto para llevar en la bolsa cuando vayas a la playa o a la piscina, porque ¡es superrefrescante! Y además le dará a tu piel una luminosidad divina.

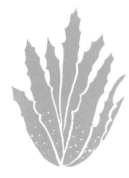

Calienta agua en un cazo pequeño a fuego bajo o medio durante 5 minutos. Añade el gel de aloe vera y el aceite de coco y remuévelos hasta que se hayan disuelto en el agua. Retira el cazo del fuego y agrega el jugo de aloe vera. Deja que la mezcla se enfríe y luego viértela en una botella de espray. Agítala para mezclar bien los ingredientes. Guárdala en un lugar fresco y seco o en la nevera ¡para gozar del más refrescante de los esprays!

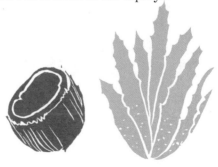

Tratamiento refrescante anticomezón

2 cucharadas de bicarbonato de soda
$\frac{1}{2}$ taza de agua destilada
jugo de $\frac{1}{2}$ limón
5 gotas de aceite esencial de menta

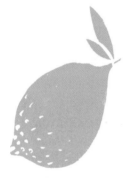

Esta crema va de maravilla para las picaduras de insectos, las erupciones y cualquier clase de piel con picazón e irritada. La receta es para una sola vez, pero por suerte como es facilísima de preparar, ¡la tendrás lista en un abrir y cerrar de ojos!

Mezcla los ingredientes hasta obtener una pasta. Aplícate la crema en las áreas afectadas y deja que se seque. Aclara con agua si lo deseas, es opcional.

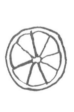

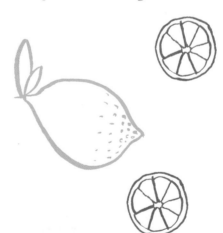

Espray repelente de insectos de eucalipto

1 cucharada de aceite esencial de eucalipto
1 cucharada de aceite de ricino
$\frac{1}{4}$ taza de hamamelis
$\frac{1}{2}$ taza de agua destilada

La mayoría de los esprays repelentes de insectos están cargados de sustancias químicas sumamente perjudiciales e irritantes. Esta receta, en cambio, la puede usar cualquier persona en cualquier lugar, porque no causa ningún tipo de inflamación, problemas respiratorios ni ningún otro trastorno ¡provocado por rociarte con sustancias químicas!

Mezcla los ingredientes en una botella de espray. Rocíate la piel que lleves al descubierto con el repelente de insectos antes de salir al aire libre. Vuelve a protegerte con el espray cada hora más o menos.

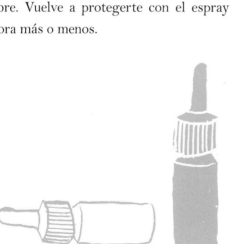
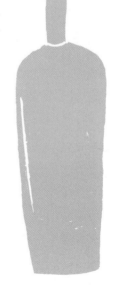

Tratamiento de aloe para después del sol

¼ taza de gel de aloe vera
1 pepino sin la piel, a dados
20 gotas de aceite esencial de lavanda

Me encanta tomar el sol, pero estoy segura de que en el pasado a todas nos gustaba abusar de él y volver a casa demasiado tostadas. Te aconsejo que evites siempre que te sea posible una excesiva exposición al sol (provoca envejecimiento prematuro incluso años después de la exposición solar). Pero si vuelves a casa roja como un cangrejo, este mejunje para después del sol te irá de fábula.

Tritura en una batidora el gel de aloe vera y el pepino a velocidad baja hasta obtener una pasta sin grumos. Añádele el aceite esencial de lavanda. Aplica el tratamiento en las zonas afectadas masajeándolas. Aclara con agua si lo deseas, es opcional.

Tratamiento con árbol del té para la piel irritada

 TODAS

1 cucharada de aceite de jojoba
2 cucharadas de aceite de coco virgen sin refinar
1 cucharadita de aceite esencial de árbol del té

A mi entender nos depilamos para que nos quede la piel suave y perfecta. Las irritaciones causadas por la cuchilla de afeitar son, sin embargo, la antítesis visual de ello ¡y encima resultan tremendamente frustrantes! Este tratamiento elimina esta clase de irritaciones y te deja la piel tersa y sedosa.

Funde al baño María el aceite de coco a fuego bajo. Añádele los otros ingredientes y mézclalo todo hasta obtener una masa homogénea. Aplícate una buena cantidad de este tratamiento en la piel limpia y seca después de depilarte.

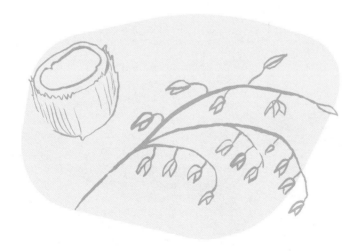

Baño voluptuoso de chocolate

1 taza de cacao en polvo
$\frac{1}{2}$ taza de avena molida

Confieso que soy una adicta al chocolate, así que ya te puedes imaginar lo contenta que me puse al descubrir lo bueno que es para la piel. ¡Elimina las toxinas del cuerpo, mejora la circulación e hidrata en profundidad! También se ha demostrado que levanta el ánimo. Esta receta es para un solo baño, pero puedes preparar una mayor cantidad para hacer un regalo o para repetir la experiencia.

Echa los ingredientes en la bañera llena de agua caliente y remuévelos para que se mezclen bien. Goza del baño de inmersión al menos durante 20 minutos. Aclara con abundante agua.

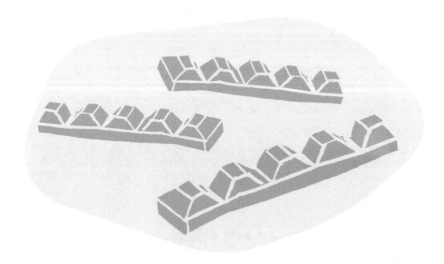

Polvos de talco naturales

1 taza de arruruz en polvo o maicena
20 gotas del aceite esencial que prefieras (combina como máximo 3 aceites distintos)

A muchas mujeres ni se les ocurre usar polvos de talco, pero estos hacen maravillas en los meses más calurosos del verano. A mí me encanta aplicármelos en las zonas donde más sudo ¡me hacen sentir muy a gusto y, además, huelo fenomenal!

Vierte lentamente el aceite esencial en el arruruz removiendo continuamente hasta obtener una mezcla sin grumos. Consérvala en un espolvoreador (como los frascos para espolvorear queso parmesano o escamas de pimienta roja). Aplícatelo en la piel limpia y seca después de ducharte.

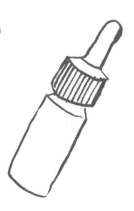

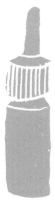

Perfume personalizado

$\frac{1}{4}$ taza de vodka de alto graduación
3 de tus aceites esenciales preferidos

Algunos perfumes de las tiendas están repletos de sustancias químicas nocivas y cuando compras un perfume producido en serie corres el riesgo de oler como millones de otras personas. A mí me encanta crear el aroma que va conmigo elaborando mi propio perfume. Y lo mejor de todo es que solo necesitas dos ingredientes y un poco de creatividad. El único problema es dar con la mejor combinación de aceites esenciales. Como a mí me

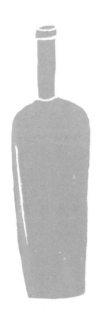

apasionan las mezclas florales, suelo combinar aceites esenciales de lavanda, rosa y ylang ylang con un aceite base más penetrante, como el de pachuli o de madera de sándalo. Esta receta es perfecta para cuando te reúnes en tu casa con un grupo de amigas (o durante la celebración de una boda o un nacimiento) y queréis hacer una actividad divertida.

Vierte en un frasco pequeño de cristal o una botellita de espray el vodka y 20 gotas de cada aceite esencial. Vas a tener que intentarlo varias veces antes de dar con las mejores combinaciones y proporciones de aceites esenciales, pero por eso precisamente ¡es tan divertido crear tu propio perfume!

Fortalecedor de uñas con aceite de oliva y limón

TODAS

1 cucharada de aceite de oliva virgen extra
1 cucharada de aceite de vitamina E
20 gotas de aceite esencial de limón

Las uñas quebradizas, descamadas y finas no son agradables aunque prefieras llevarlas cortas... Y menos aún si te gusta lucirlas más largas. Este aceite obra maravillas para reforzar las uñas e hidratar las cutículas, y tras usarlo varias veces ¡notarás una diferencia espectacular!

Vierte los ingredientes en un frasquito de cristal y agítalo para mezclarlos bien. Aplica varias veces al día el tratamiento en las uñas y cutículas con un bastoncillo de algodón y dales un masaje.

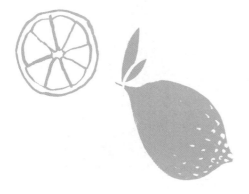

El aceite de oliva

El aceite de oliva es un producto que seguramente todas llevamos usando y consumiendo la mayor parte de nuestra vida. No te vas a creer lo entusiasmada que me sentí cuando descubrí lo increíble que es si te lo aplicas en el cabello, la piel, el cuerpo y las uñas. ¡Me entraron ganas de bañarme en aceite! (y a veces lo hago). El aceite de oliva virgen extra es fantástico porque está repleto de vitaminas E y A, que hidratan y nutren la piel y el cabello. En pequeñas cantidades la piel y el cabello lo absorben fácilmente, pero ¡no te pases! Si abusas de él te dejará la piel y el cabello grasientos.

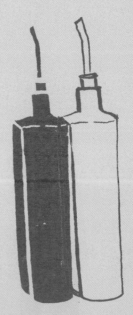

Espray podal refrescante de aloe y menta

1 taza de agua destilada

$\frac{1}{4}$ taza de zumo de aloe vera

$\frac{1}{4}$ taza de hamamelis

20 gotas de aceite esencial de menta

Cuando afuera hace un calor infernal o si te has pasado el día de pie, no hay nada más refrescante que un tratamiento fresco y relajante para los pies. Lamentablemente no siempre dispones del tiempo o el espacio para ponerlos en remojo, por eso este espray es tan práctico. Llévalo en la bolsa del gimnasio para usarlo después de las clases de yoga. Y si vives en una casa donde tienes que dejar los zapatos en la entrada, ¡te irá de maravilla como desodorante!

Vierte los ingredientes en una botella de espray y agítala para que se mezclen bien. Rocíate los pies secos con este tratamiento ¡siempre que te apetezca!

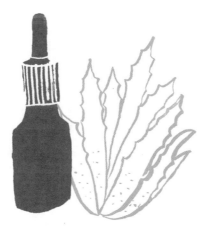

Recursos

Guía de aceites esenciales

ÁRBOL DEL TÉ: el aceite de árbol del té es ideal para combatir los granitos, mantener a raya la grasa del rostro y del cuero cabelludo, y desterrar la caspa. Su aroma es vigorizante y refrescante.

GERANIO: el aceite esencial de geranio es adecuado para todo tipo de pieles y se puede usar en cualquier rutina del cuidado de la piel. También hidrata el pelo reseco y fomenta el crecimiento capilar.

LAVANDA: el aceite esencial de lavanda, idóneo para todo tipo de pieles y cabello, es calmante y relajante.

LIMÓN: el aceite esencial de limón, además de levantar el ánimo, estimula el sistema inmunológico y es excelente para combatir los hongos. También es antiinflamatorio.

MADERA DE SÁNDALO: el aceite de madera de sándalo es adecuado para las pieles secas, grasas y propensas a las arrugas, y también hidrata el cabello. Despide una fragancia penetrante y voluptuosa.

MENTA: el aceite de menta es beneficioso para la piel y el cabello grasosos.

ROSAS: el aceite esencial de rosas obra maravillas para calmar los nervios y darle un bonito lustre a la piel y al cabello.

SALVIA ROMANA: el aceite esencial de salvia romana es ideal para las pieles secas y grasas, y para combatir las arrugas. También es excelente para acelerar el crecimiento del cabello.

YLANG YLANG: el aceite esencial de ylang ylang mejora la tersura y la elasticidad de la piel, y además fomenta el crecimiento sano del cabello.

Guía de los aceites base

Los «aceites base» son aceites poco aromáticos o sin perfume que no se evaporan. Se utilizan para diluir los aceites esenciales. En lo que respecta al tema de este libro, son ideales para elaborar exfoliantes y cremas.

ACEITE DE AGUACATE: el aguacate es un alimento básico en la dieta de muchas personas, pero solemos olvidarnos del aceite de aguacate, que tiene tantos beneficios para el cabello y la piel como los del fruto del que se extrae. El aceite de aguacate hidrata y densifica la piel madura o seca y el cabello. Contiene proteínas, ácidos grasos omega-3 y antioxidantes que hidratan y nutren la piel. También aumenta la producción de colágeno y ayuda a curar las dolencias e inflamación de la piel.

ACEITE DE ALMENDRAS DULCES: el aceite de almendras hidrata y reafirma las pieles secas o maduras. Está repleto de vitaminas E y D, y de magnesio y calcio. Estimula el crecimiento capilar, fortalece el cabello, previene el envejecimiento e incluso es conocido por atenuar las ojeras.

ACEITE DE COCO: el aceite de coco aparece en muchas recetas de este libro porque se considera uno de los mejores ingredientes para el cuidado de la piel y el cabello. Calma la irritación, penetra en la piel humectándola en profundidad, atenúa las arrugas y fortalece e hidrata el cabello. Yo uso una pizca como hidratante corporal, hidratante facial y desmaquillante. Asegúrate de comprar aceite biológico de coco cien por cien puro y sin refinar.

ACEITE DE GIRASOL: rico en vitamina E, el aceite de girasol es ligero y protector. Este aceite es excelente para la piel propensa al acné. Aplícate varias gotas en la piel limpia para protegerla de las bacterias nocivas.

ACEITE DE JOJOBA: el aceite de jojoba también es adecuado para todo tipo de pieles, pero sobre todo para las pieles grasas, porque se parece mucho a nuestro sebo natural. Por eso cuando se aplica, este aceite envía señales a las glándulas sebáceas para frenar la producción de grasa. El aceite de jojoba también atenúa los poros dilatados y mejora la salud del cuero cabelludo y el pelo.

ACEITE DE OLIVA: el aceite de oliva, apto para todo tipo de pieles, hidrata, tiene propiedades antioxidantes y es perfecto como exfoliante cuando se combina con un ingrediente abrasivo porque no tapona los poros. Asegúrate de usar aceite de oliva virgen extra de primerísima calidad.

ACEITE DE RICINO: el aceite de ricino, además de contener minerales, vitamina E y ácidos grasos omega-6, estimula el crecimiento capilar, da fuerza al cabello, ayuda a solucionar los problemas del cuero cabelludo, y también reduce la inflamación y las arrugas. Es mejor combinarlo con otro aceite base, como el de aguacate o de almendras dulces, ya que cuando se usa por sí solo a veces reseca la piel.

Cómo crear unos bonitos envases para tus cosméticos caseros

Aunque algunas recetas de *Cosmética casera* están concebidas para usarlas una sola vez, muchas se conservan largo tiempo, por lo que no solo vale la pena el tiempo y el esfuerzo invertido en crearlas, sino que además se pueden convertir en un fabuloso regalo.

Regalar un cosmético artesanal es un bonito gesto porque no solo estás regalando un producto de belleza de una calidad parecida a la de los de un spa, sino que además estás evidenciando lo considerada que eres. Es un detalle de lo más bonito.

A mí me encanta crear cosméticos para mis amigas adictas a los productos de belleza, para los seres queridos con problemas cutáneos o capilares que se pueden curar con mis mejunjes, o para las personas que necesitan un poco más de mimos pero que no saben hacerse un hueco para dárselos. En la mayoría de los casos las personas a las que se los regalo me piden otro igual o alguna otra variedad de mis cosméticos naturales, con lo que se crea una relación divertida; además, hacer regalos me hace sentir de maravilla.

Envasar los cosméticos naturales que creas con botellas recicladas de productos de belleza es una gran idea y a la vez respeta el medio ambiente (asegúrate de lavarlos a conciencia con agua caliente y jabón antes de reutilizarlos), pero cuando son para hacer un regalo es mejor ser un poco más lujosa o creativa.

En las ferreterías venden una gran variedad de tarros de mermelada, y en las tiendas de artículos para el hogar encontrarás botes herméticos muy bonitos para tus productos de belleza, y además son fantásticos para alargar la duración de los cosméticos caseros. También hay una infinidad de botellas y tarros decorativos en las tiendas de segunda mano, pero no te olvides de lavarlos antes a fondo. En cuanto a las botellas de espray y con aplicador, las venden en tiendas de productos de belleza y de artículos del hogar. En Muji también encontrarás, tanto en sus tiendas físicas como virtuales, montones de botellas con aplicador, botellas de espray y botes que destacan por la calidad de su diseño.

Hay muchas formas creativas y atractivas de etiquetar tus regalos. Si tienes una letra bonita, preséntalos con una etiqueta escrita a mano o con una tarjetita sujeta con una cinta o con un cordelito (encontrarás etiquetas decorativas en las tiendas de manualidades y en Internet). Y si las etiquetas no son lo tuyo, complementa tu regalo con una bonita tarjeta en la que explicas lo que es y cómo y cuándo usarlo.

Si prefieres una etiqueta con un diseño gráfico, hay un montón de webs que te permiten diseñar tus etiquetas para tarros y botellas. Mi preferida es myownlabels.com, ya que te ofrece montones de plantillas de etiquetas baratas y fáciles de hacer. Si tienes la suerte de apañártelas con Photoshop o con cualquier otro programa de diseño, podrás crear un montón de originales etiquetas para tus cosméticos naturales. En la etiqueta puedes escribir el nombre del producto ¡o incluir también los ingredientes!

Como ves, no es necesario presentarlo de una forma muy lujosa (¡aunque si quieres puedes hacerlo!), porque estos bonitos regalos hechos con el corazón hablan por sí solos.

Mis marcas preferidas de cosméticos naturales

Es evidente que podemos elaborar prácticamente cualquier producto de belleza que deseemos en casa, pero me sigue encantando ver los productos que hay en el mercado y compararlos con los que yo hago. Muchas de estas marcas han sido también mi fuente de inspiración para crear mis recetas y decidir elaborar mis propios cosméticos. Te aconsejo que pruebes estas marcas ¡y conozcas mejor la filosofía de cada una!

Alba Botanica

Aubrey Organics

Avalon Organics

Blades Natural Beauty

Earth Tu Face

Fat and the Moon

ILIA Beauty

Intelligent Nutrients

John Masters Organics

Living Libations

LuLu Organics

Pratima

REN Clean Skincare

RMS

SkinnySkinny

Soapwalla

Tata Harper

Agradecimientos

En primer lugar y ante todo, doy las gracias a todas las mujeres que me abrieron su corazón, compartiendo sus historias conmigo e inspirándome a seguir trabajando en la industria de la belleza.

Quiero agradecer a mi equipo de Lovelyish.com, a mi agente literaria y a mi editora por haberme dado estas oportunidades tan increíbles y por su incesante apoyo.

No tengo palabras para expresar mi agradecimiento a mi familia, en especial a mi padre, que siempre me ha estado animando a que encontrara mi pasión en la vida pese a mis propias dudas; a mi madre, que me ha enseñado a no dejar nunca de reír, y a mi hermana, por ver algo en mí que yo aún no acabo de ver.

Y también le doy mil gracias a mi marido, que está siempre ocupándose de mí y encontrando la forma de hacerme la vida más fácil. Sin él este libro no habría sido posible.

Índice temático

aceite corporal iluminador, 146
aceite de almendras, sobre, 139, 180
  espray desencrespante de aloe y almendras, 122
  loción corporal de almendras y rosas, 159
aceite de árbol del té, sobre, 7, 76, 178
  baño de pies tonificante de árbol del té y menta, 162
  champú anticaspa de jojoba y árbol del té, 75
  espray revitalizante del cuero cabelludo de árbol del té, 106
  tónico antiacné de albahaca y árbol del té, 23
  tratamiento antigranos de árbol del té, 50
  tratamiento con árbol del té para la piel irritada, 169
  tratamiento milagroso con coco y árbol del té para el cuero cabelludo, 110
aceite de jojoba, sobre, 179
  champú anticaspa de jojoba y árbol del té, 75
aceite de oliva, sobre, 6, 74, 179-180
  aceite de baño de oliva y rosas, 136
  bálsamo de aceite de oliva, 144
  champú limpiador de aceite de oliva y limón, 82
  desmaquillante de ojos de aceite de oliva, 16
  fortalecedor de uñas con aceite de oliva y limón, 173
  gel desmaquillante de rosas y aceite de oliva, 14
  mascarilla de aceite de oliva y miel, 32
  revitalizador capilar con pepino y aceite de oliva para después de la piscina, 111
aceite facial equilibrante, 43
aceite limpiador facial personalizado, 18-19
aceite relajante para masaje con eucalipto y lavanda, 140
aceites base, 178-180
aceites esenciales, 177-178

aceites, esenciales y base, 177-180
aclaradores capilares
  bruma cítrica aclaradora, 113
  champú reflejos dorados de camomila, 78
  enjuague aclarador de camomila y limón, 117
  espray «ondas playeras» de coco y sal marina, 115
acné, piel propensa al. Véase piel propensa al acné
acondicionador vigorizante de café, 90
acondicionadores
  acondicionador de coco y lavanda, 83
  acondicionador vigorizante de café, 90
  crema nutritiva estilizadora, 96
  sérum desencrespante, 99
aguacate, sobre, 178
  champú de aguacate y aloe, 81
  mascarilla antiedad de aguacate y zanahoria, 41
  mascarilla capilar reparadora de aguacate y coco, 100
  mascarilla revitalizante de aguacate y pepino, 33
  tratamiento capilar revitalizante con aguacate y miel, 89
aloe vera
  champú de aguacate y aloe, 81
  enjuague antiseborreico con aloe y limón, 104
  espray desencrespante de aloe y almendras, 122
  espray podal refrescante de aloe y menta, 175
  gel descongestionante para los ojos de aloe y pepino, 60
  tratamiento de aloe para después del sol, 168
atenuadores de imperfecciones y de decoloración
  bálsamo de aceite de oliva, 144

batido detox superverde, 47
blanqueante dental de fresas, 64
crema calmante de lavanda para el contorno
de los ojos, 42
mascarilla antiedad de aguacate y zanahoria,
41
mascarilla antiedad de puré de calabaza, 46
mascarilla exfoliante iluminadora de fresas,
27
microdermoabrasión casera, 70
tónico de vinagre de manzana, 22
tónico iluminador a base de cítricos, 24
tratamiento antigranos de árbol del té, 50
tratamiento antimanchas de yogur y limón,
54
tratamiento antiojeras a base de melocotón,
61
tratamiento antipuntos negros de miel y
limón, 51
tratamiento facial calmante de avena y
camomila, 36
tratamiento para eliminar las marcas del
acné, 55
avena, sobre, 151
baño relajante de avena, 150
exfoliante facial de avena y chocolate, 28
limpiadora de yogur y avena, 21
tratamiento facial calmante de avena y
camomila, 36

bálsamo labial con color de frutos del bosque,
72
bálsamo para las puntas abiertas, 121
baño antioxidante de vino tinto, 158-159
baño de oxígeno de jengibre y limón, 155
baño de pies detox con romero, 157
baño para eliminar las impurezas, 154
baño relajante de avena, 150
baño revitalizante de té verde matcha, 153
baño voluptuoso de chocolate, 170
baños de inmersión y baños de pies
aceite de baño de oliva y rosas, 136
baño antioxidante de vino tinto, 158-159
baño con camomila y menta, 160-161
baño de oxígeno con jengibre y limón, 155
baño de pies detox con romero, 157
baño para eliminar las impurezas, 154
baño relajante de avena, 150
baño revitalizante de té verde matcha, 153
baño voluptuoso de chocolate, 170
tratamiento exfoliante para los pies, 158
batido capilar de miel
batido detox superverde, 47
bicarbonato de soda, enjuague purificador con,
105

bicarbonato de soda, mascarilla antiacné, 49
blanqueante dental de fresas, 64
bronceador natural en polvo, 67

cabello graso
champú limpiador de aceite de oliva y limón,
82
champú revitalizante de pomelo y menta,
74-75
enjuague antiseborreico con aloe y limón,
104
enjuague capilar con vinagre de manzana y
limón, 108
espray cítrico voluminizador, 120
tratamiento purificador con zanahoria, 103
cabello seco
acondicionador de coco y lavanda, 83
acondicionador vigorizante de café, 90
bálsamo para las puntas abiertas, 121
bruma capilar hidratante de agua de rosas,
86
champú de aguacate y aloe, 81
champú de coco y lavanda, 80
champú iluminador de té negro, 79
champú reflejos dorados de camomila, 78
enjuague capilar desencrespante, 101
exfoliante de azúcar moreno para el cuero
cabelludo, 102
mascarilla capilar fortalecedora de plátano,
92
mascarilla capilar reparadora de aguacate y
coco, 100
sérum desencrespante, 99
sérum reparador para el cabello apagado, 118
tratamiento capilar con manteca de karité,
84
tratamiento capilar nutritivo de proteínas, 94
tratamiento capilar revitalizante con
aguacate y miel, 89
café, acondicionador vigorizante de, 90
camomila
baño con camomila y menta, 160-161
champú reflejos dorados de camomila, 78
enjuague aclarador de camomila y limón, 117
tratamiento facial calmante de avena y
camomila, 36
champú anticaspa de jojoba y árbol del té, 75
champú iluminador de té negro, 79
champú limpiador de aceite de oliva y limón, 82
champú reflejos dorados de camomila, 78
champú revitalizante de pomelo y menta, 74-75
champús
champú anticaspa de jojoba y árbol del té, 75
champú de aguacate y aloe, 81
champú de coco y lavanda, 80

champú iluminador de té negro, 79
champú limpiador de aceite de oliva y limón, 82
champú reflejos dorados de camomila, 78
champú revitalizante de pomelo y menta, 74-75
champú seco natural, 77
chocolate
baño voluptuoso de chocolate
exfoliante facial de avena y chocolate, 28
cítricos. Véase limón; naranja
clara de huevo, mascarilla reafirmante de, 39
coco, sobre, 6, 179
acondicionador de coco y lavanda, 83
brillo de labios de coco y mango, 68
champú de coco y lavanda, 80
crema solar de coco y manteca de karité, 147
espray «ondas playeras» de coco y sal marina, 115
exfoliante corporal de coco, limón y azúcar, 148
gel hidratante de coco, 127
mascarilla capilar reparadora de aguacate y coco, 100
sérum iluminador de coco, 98
tratamiento milagroso con coco y árbol del té para el cuero cabelludo, 110
colorete luminoso de hibisco, 58
crema calmante de lavanda para el contorno de los ojos, 42
crema de limón para las cutículas, 149
crema depilatoria suavizante, 138
crema nutritiva estilizadora, 96
cuidado de la piel, facial. Véase las entradas que empiezan por «facial»

decoloración. Véase atenuadores de imperfecciones y de decoloración
descongestionante para los ojos de aloe y pepino, gel, 60
descongestionantes de poros
gel limpiador de limón para un cutis radiante, 30
mascarilla antiacné de bicarbonato de soda, 49
mascarilla corporal detox de arcilla, 156
mascarilla detox de arcilla, 56
mascarilla reafirmante de melocotón, 40
tónico detox de té verde, 25
tratamiento antipuntos negros de miel y limón, 51
tratamiento descongestivo con piña, 44
desmaquillantes
desmaquillante de ojos de aceite de oliva, 16

gel desmaquillante de rosas y aceite de oliva, 14
toallitas desmaquillantes naturales, 15-16
desodorante hidratante, 120
desodorantes
desodorante hidratante
espray podal refrescante de aloe y menta, 175

enjuague de té negro para dar intensidad al pelo castaño, 116
enjuague purificador con bicarbonato de soda, 105
envasado de regalos, 180-182
espray cítrico voluminizador, 120
espray corporal calmante para el verano, 165
espray desenredante cien por cien natural, 123
espray facial refrescante de menta, 63
espray «ondas playeras» de coco y sal marina, 115
espray repelente de insectos de eucalipto, 167
eucalipto
aceite relajante para masaje con eucalipto y lavanda, 140
espray repelente de insectos de eucalipto, 167
exfoliante anticelulítico de jengibre, 159
exfoliante corporal de vainilla y azúcar moreno, 152
exfoliante de azúcar moreno para el cuero cabelludo, 102
exfoliante de sales contra las agujetas, 161
exfoliante revitalizante de café, 135
exfoliantes
batido detox superverde, 47
exfoliante anticelulítico de jengibre, 159
exfoliante cítrico de sal marina, 129
exfoliante corporal de coco, limón y azúcar, 148
exfoliante corporal de fresas, 131
exfoliante corporal de vainilla y azúcar moreno, 152
exfoliante de azúcar moreno para el cuero cabelludo, 102
exfoliante de naranja y jengibre para los pies, 132
exfoliante de sales contra las agujetas, 161
exfoliante facial de avena y chocolate, 28
exfoliante facial de limón y azúcar, 65
exfoliante revitalizante de café, 134
gel espumoso para pieles propensas al acné, 133
mascarilla exfoliante iluminadora de fresas, 27
mascarilla reafirmante de melocotón, 40
peeling exfoliante de papaya, 29
tratamiento descongestivo con piña, 44

tratamiento facial calmante de avena y
    camomila, 36
exposición solar
    champú de aguacate y aloe, 81
    crema solar de coco y manteca de karité, 147
    sérum protector solar, 114
    tratamiento capilar hidratante para después
        del sol, 91
    tratamiento para después del sol, 168

fortalecedor de uñas con aceite de oliva y limón,
    173
fresas
    bálsamo labial con color de frutas del bosque,
        72
    blanqueante dental de fresas, 64
    exfoliante corporal de fresas, 131
    mascarilla exfoliante iluminadora de fresas,
        27

gel espumoso para pieles propensas al acné, 133
gel limpiador de limón para un cutis radiante,
    30

hidratantes. Véase hidratantes corporales;
    hidratantes faciales; hidratantes capilares
hidratantes capilares
    acondicionador de coco y lavanda, 83
    acondicionador vigorizante de café, 90
    batido capilar de miel, 85
    bruma capilar hidratante de agua de rosas,
        86
    crema nutritiva estilizadora, 96
    enjuague capilar desencrespante, 101
    mascarilla capilar fortalecedora de plátano,
        92
    mascarilla capilar reparadora de aguacate y
        coco, 100
    mascarilla iluminadora de plátano y miel, 97
    revitalizador capilar con pepino y aceite de
        oliva para después de la piscina, 111
    sérum desencrespante, 99
    sérum iluminador de coco, 98
    tratamiento capilar con manteca de karité,
        84
    tratamiento capilar hidratante para después
        del sol, 91
    tratamiento capilar nutritivo de proteínas, 94
    tratamiento capilar revitalizante con
        aguacate y miel, 89
    tratamiento de plátano y miel para el cuero
        cabelludo reseco, 87
    tratamiento para las puntas abiertas, 95
hidratantes corporales
    aceite corporal hidratante, 137

aceite corporal iluminador, 146
aceite de baño de oliva y rosas, 136
aceite relajante para masaje con eucalipto y
    lavanda, 140
bálsamo de aceite de oliva, 144
baño relajante de avena, 150
crema de limón para las cutículas, 149
crema de manos de lavanda, 141
crema depilatoria suavizante, 138
crema de vainilla y menta para los pies, 143
crema solar de coco y manteca de karité, 147
exfoliante corporal de coco, limón y azúcar,
    148
exfoliante corporal de vainilla y azúcar moreno,
    152
gel hidratante de coco, 127
loción corporal de almendras y rosas, 139
lociones en barritas caseras, 145
manteca corporal de mango, 135-136
hidratantes faciales
    aceite facial equilibrante, 43
    bálsamo labial de lavanda, 37
    bálsamo labial de manteca de cacao y miel,
        38
    crema calmante de lavanda para el contorno
        de los ojos, 42
    crema facial ultrahidratante de manteca de
        karité y de cacao, 35
    mascarilla antiedad de aguacate y zanahoria,
        41
    mascarilla cremosa de naranja, 31
    mascarilla de aceite de oliva y miel, 32
    mascarilla hidratante de sandía, 34
    mascarilla reafirmante de melocotón, 40
    mascarilla revitalizante de aguacate y
        pepino, 33
    tratamiento facial calmante de avena y
        camomila, 36

iluminador para lucir un cutis radiante, 59
ingredientes. Véase productos de belleza e
    ingredientes
irritaciones de la piel
    bálsamo de aceite de oliva, 144
    baño relajante de avena, 150
    espray corporal calmante para el verano, 165
    tratamiento con árbol del té para la piel
        irritada, 169
    tratamiento refrescante anticomezón, 166

lavanda, sobre, 142, 177
    acondicionador de coco y lavanda, 83
    bálsamo labial de lavanda, 37
    champú de coco y lavanda, 80
    crema contorno de ojos de lavanda, 42

crema de manos de lavanda, 141
tónico calmante de lavanda y agua de rosas,
  20
limón, sobre, 66, 177
  bruma cítrica aclaradora, 113
  crema de limón para las cutículas, 149
  enjuague aclarador de camomila y limón,
    117
  enjuague antiseborreico con aloe y limón,
    104
  espray cítrico voluminizador, 120
  exfoliante cítrico de sal marina, 129
  exfoliante facial de limón y azúcar, 65
  gel limpiador de limón para un cutis
    radiante, 30
  polvo facial antibrillo, 69
  tónico iluminador a base de cítricos, 24
  tratamiento antimanchas de yogur y limón,
    54
  tratamiento antipuntos negros de miel y
    limón, 51
  tratamiento restaurador con romero y
    cítricos, 107
limpiadoras. Véase limpiadoras corporales,
  limpiadoras y tónicos faciales; champús
limpiadoras corporales
  desodorante hidratante, 130
  exfoliante cítrico de sal marina, 129
  exfoliante corporal de fresas, 131
  exfoliante de naranja y jengibre para los pies,
    132
  exfoliante revitalizante de café, 134
  gel corporal de miel, 128
  gel espumoso para pieles propensas al acné,
    133
  gel hidratante de coco, 127
limpiadoras y tónicos faciales
  aceite limpiador facial personalizado, 18-19
  desmaquillante de ojos de aceite de oliva, 16
  exfoliante facial de avena y chocolate, 28
  gel desmaquillante de rosas y aceite de oliva,
    14
  gel limpiador de limón para un cutis
    radiante, 30
  limpiadora de yogur y avena, 21
  mascarilla exfoliante iluminadora de fresas,
    27
  peeling exfoliante de papaya, 29
  toallitas desmaquillantes naturales, 15-16
  tónico antiacné de albahaca y árbol del té, 23
  tónico calmante de lavanda y agua de rosas,
    20
  tónico detox de té verde, 25
  tónico de vinagre de manzana, 22
  tónico iluminador a base de cítricos, 24

tónico refrescante de pepino, 26
loción de menta para el dolor muscular, 164

manchas. Véase atenuadores de imperfecciones
  y de decoloración
mango
  brillo de labios de coco y mango, 68
  manteca corporal de mango, 135-136
manteca de cacao
  bálsamo labial de manteca de cacao y miel,
    38
  crema facial ultrahidratante de manteca de
    karité y de cacao
  crema solar de coco y manteca de karité, 147
  exfoliante corporal de coco, limón y azúcar,
    148
  gel hidratante de coco, 127
manteca de karité
  crema facial ultrahidratante de manteca de
    karité y de cacao, 35
  crema solar de coco y manteca de karité, 147
  tratamiento capilar con manteca de karité,
    84
maquillaje
  bálsamo labial con color de frutos del bosque,
    72
  brillo de labios de coco y mango, 68
  bronceador natural en polvo, 67
  colorete natural de hibisco, 58
  iluminador para lucir un cutis radiante, 59
  pintalabios de remolacha, 62
  polvo facial antibrillo, 69
marcas. Véase atenuadores de imperfecciones y
  de decoloración
mascarilla antiacné de bicarbonato de soda, 49
mascarilla antiedad de aguacate y zanahoria, 41
mascarilla antiedad de puré de calabaza, 46
mascarilla capilar voluminizadora de arcilla,
  124
mascarilla cremosa de naranja, 31
mascarilla exfoliante iluminadora de fresas, 27
mascarilla hidratante de sandía, 34
mascarilla purificadora de yogur y arándanos,
  52
mascarilla reafirmante de clara de huevo, 39
mascarilla reafirmante de melocotón, 40
mascarilla revitalizante de aguacate y pepino,
  33
mascarillas de arcilla
  mascarilla capilar voluminizadora de arcilla,
    124
  mascarilla corporal detox de arcilla, 156
  mascarilla detox de arcilla, 56
mascarillas de barro. Véase mascarillas de
  arcilla

mascarillas faciales
exfoliante facial de avena y chocolate, 28
limpiadora de yogur y avena, 21
mascarilla antiacné de bicarbonato de soda, 49
mascarilla antiedad de aguacate y zanahoria, 41
mascarilla antiedad de puré de calabaza, 46
mascarilla cremosa de naranja, 31
mascarilla de aceite de oliva y miel, 32
mascarilla de plátano para pieles grasas, 48
mascarilla detox de arcilla, 56
mascarilla exfoliante iluminadora de fresas, 27
mascarilla hidratante de sandía, 34
mascarilla purificadora de yogur y arándanos, 52
mascarilla reafirmante de clara de huevo, 39
mascarilla reafirmante de melocotón, 40
mascarilla revitalizante de aguacate y pepino, 33
peeling exfoliante de papaya, 29
tratamiento descongestivo con piña, 44
melocotón, mascarilla reafirmante de, 40
melocotón, tratamiento antiojeras a base de, 61
menta, sobre, 178
baño con camomila y menta, 160-161
baño de pies tonificante de árbol del té y menta, 162
champú revitalizante de pomelo y menta, 74-75
crema de vainilla y menta para los pies, 143
espray facial refrescante de menta, 63
espray podal refrescante de aloe y menta, 175
loción de menta para el dolor muscular, 164
microdermoabrasión casera, 70
miel, sobre, 6-7, 88
bálsamo labial de manteca de cacao y miel, 38
batido capilar de miel, 85
gel corporal de miel, 128
mascarilla de aceite de oliva y miel, 32
mascarilla iluminadora de plátano y miel, 97
tratamiento antipuntos negros de miel y limón, 51
tratamiento capilar revitalizante con aguacate y miel, 89
tratamiento de plátano y miel para el cuero cabelludo reseco, 87

naranja
baño de oxígeno de jengibre y limón, 155
espray cítrico voluminizador, 120
exfoliante de naranja y jengibre para los pies, 132
mascarilla cremosa de naranja, 31
tónico iluminador a base de cítricos, 24
tratamiento restaurador con romero y cítricos, 107

papaya, peeling exfoliante de, 29
peelings. Véase exfoliantes
pepino
gel descongestionante para los ojos de aloe y pepino, 60
mascarilla revitalizante de aguacate y pepino, 33
revitalizador capilar con pepino y aceite de oliva para después de la piscina, 111
tónico refrescante de pepino, 26
perfume para el cabello, 119
perfume personalizado, 172
piel grasa y propensa al acné
aceite facial equilibrante, 43
aceite limpiador facial personalizado, 18-19
exfoliante facial de limón y azúcar, 65
gel espumoso para pieles propensas al acné, 133
gel limpiador de limón para un cutis radiante, 30
mascarilla antiacné de bicarbonato de soda, 49
mascarilla de plátano para pieles grasas, 48
mascarilla detox de arcilla, 56
tónico antiacné de albahaca y árbol del té, 23
tónico detox de té verde, 25
tónico de vinagre de manzana, 22
tónico iluminador a base de cítricos, 24
tratamiento antigranos de árbol del té, 50
tratamiento descongestivo con piña, 44
tratamiento para eliminar las marcas del acné, 55
vaho herbal purificante antiacné, 57
piel madura. Véase tratamientos antiedad
piel seca
aceite corporal hidratante, 137
aceite facial equilibrante, 43
aceite limpiador facial personalizado, 18-19
bálsamo de aceite de oliva, 144
baño relajante de avena, 150
crema calmante de lavanda para el contorno de los ojos, 42
crema facial ultrahidratante de manteca de karité y de cacao, 35
exfoliante corporal de vainilla y azúcar moreno, 152
exfoliante facial de avena y chocolate, 28
exfoliante facial de limón y azúcar, 65
loción corporal de almendras y rosas, 139
manteca corporal de mango, 135-136

mascarilla antiedad de puré de calabaza, 46
mascarilla de aceite de oliva y miel, 32
tónico calmante de lavanda y agua de rosas, 20
pintalabios de remolacha, 62
piña, sobre, 45
plátano, sobre, 93
    mascarilla capilar fortalecedora de plátano, 92
    mascarilla de plátano para pieles grasas, 48
    tratamiento de plátano y miel para el cuero cabelludo reseco, 87
polvo facial antibrillo, 69
polvos de talco naturales, 171
pomelo
    champú revitalizante de pomelo y menta, 74-75
    vaporizador corporal de rosas y pomelo, 163
poros obturados. Vease descongestionantes de poros
productos de belleza e ingredientes
    aceite de árbol del té, 7, 76, 178
    aceite de oliva, 6, 174, 179-180
    aceites base, 178-180
    aceites esenciales, 177-178
    avena, 151
    envasado de regalos, 180-182
    herramientas y utensilios para, 8-9
    ingredientes y consejos, 5-7
    lavanda, 142, 177
    limón, 66, 177
    marcas comerciales, 182
    miel, 6-7, 88
    piña, 45
    plátano, 98
    tabla de iconos para las recetas, xiii
    vinagre de manzana, 6, 109

    yogur, 6, 58
productos para el peinado del cabello
    crema nutritiva estilizadora, 96
    espray cítrico voluminizador, 120
    espray «ondas playeras» de coco y sal marina, 115
    laca cien por cien natural, 112

recetas detox para el cabello
    enjuague antiseborreico con aloe y limón, 104
    enjuague capilar con vinagre de manzana y limón, 108
    enjuague purificador con bicarbonato de soda, 105
    espray revitalizante del cuero cabelludo de árbol del té, 106

exfoliante de azúcar moreno para el cuero cabelludo, 102
revitalizador capilar con pepino y aceite de oliva para después de la piscina, 111
tratamiento milagroso con coco y árbol del té para el cuero cabelludo, 110
tratamiento purificador con zanahoria, 103
tratamiento restaurador con romero y cítricos, 107
recetas detox para el cuerpo
    baño antioxidante de vino tinto, 158-159
    baño de oxígeno de jengibre y limón, 155
    baño de pies detox con romero, 157
    baño para eliminar las impurezas, 154
    baño revitalizante de té verde matcha, 153
    exfoliante anticelulítico de jengibre, 159
    mascarilla corporal detox de arcilla, 156
    tratamiento exfoliante para los pies, 158
recetas detox para la cara
    batido detox super verde, 47
    mascarilla antiacné de bicarbonato de soda, 49
    mascarilla antiedad de puré de calabaza, 46
    mascarilla de plátano para pieles grasas, 48
    mascarilla detox de arcilla, 56
    mascarilla purificadora de yogur y arándanos, 52
    tónico detox de té verde, 25
    tratamiento antimanchas de yogur y limón, 54
    tratamiento antigranos de árbol del té, 50
    tratamiento antipuntos negros de miel y limón, 51
    tratamiento descongestivo con piña, 44
    tratamiento para eliminar las marcas del acné, 55
    vaho herbal purificante antiacné, 57
regalos
    aceite corporal hidratante, 137
    aceite corporal iluminador, 146
    aceite limpiador facial personalizado, 18-19
    aceite relajante para masaje con eucalipto y lavanda, 140
    bálsamo de aceite de oliva, 144
    bálsamo labial con color de frutos del bosque, 72
    bálsamo labial de lavanda, 37
    bálsamo labial de manteca de cacao y miel, 38
    baño con camomila y menta, 160-161
    baño de pies detox con romero, 157
    brillo de labios de coco y mango, 68
    bruma capilar hidratante de agua de rosas, 86

crema calmante de lavanda para el contorno de los ojos, 42
crema de limón para las cutículas, 149
crema de manos de lavanda, 141
crema depilatoria hidratante, 138
crema de vainilla y menta para los pies, 143
crema facial ultrahidratante de manteca de karité y de cacao, 35
crema nutritiva estilizadora, 96
crema solar de coco y manteca de karité, 147
espray facial refrescante de menta, 63
espray «ondas playeras» de coco y sal marina, 115
espray podal refrescante de aloe y menta, 175
espray repelente de insectos de eucalipto, 167
espray revitalizante del cuero cabelludo de árbol del té, 106
exfoliante cítrico de sal marina, 129
exfoliante corporal de vainilla y azúcar moreno, 152
exfoliante de naranja y jengibre para los pies, 132
gel corporal de miel, 128
iluminador para lucir un cutis radiante, 59
loción corporal de almendras y rosas, 139
loción de menta para el dolor muscular, 164
lociones en barritas caseras, 145
perfume para el cabello, 119
perfume personalizado, 172
pintalabios de remolacha, 62
polvos de talco naturales, 171
sérum iluminador de coco, 98
sérum protector solar, 114
vaporizador corporal de rosas y pomelo, 163
rosas, sobre, 178
    aceite de baño de olivas y rosas, 136
    bruma capilar hidratante de agua de rosas, 86
    gel desmaquillante de rosas y aceite de oliva, 14
    loción corporal de almendras y rosas, 139
    tónico calmante de lavanda y agua de rosas, 20

sérum alargador de pestañas, 71
sérum para el crecimiento del cabello, 125
sérum reparador para el cabello apagado, 118
suavizante, crema depilatoria, 138

té matcha, baño revitalizante de, 153
té verde
    baño revitalizante de té verde matcha, 153
    tónico detox de té verde, 25
tónico calmante de lavanda y agua de rosas, 20
tónico iluminador a base de cítricos, 24

tónico refrescante de pepino, 26
tónicos. Véase limpiadoras y tónicos faciales
tratamiento antigranos de árbol del té, 50
tratamiento antiojeras a base de melocotón, 61
tratamiento antipuntos negros de miel y limón, 51
tratamiento capilar hidratante para después del sol, 91
tratamiento capilar nutritivo de proteínas, 94
tratamiento con árbol del té para la piel irritada, 169
tratamiento descongestivo con piña, 44
tratamiento exfoliante para los pies, 158
tratamiento facial calmante de avena y camomila, 36
tratamiento para después del sol, 168
tratamiento para la celulitis (exfoliante anticelulítico de jengibre), 159
tratamiento para las puntas abiertas, 95
tratamiento purificador con zanahoria, 103
tratamiento refrescante anticomezón, 166
tratamiento restaurador con romero y cítricos, 107
tratamientos antiedad
    mascarilla antiedad de aguacate y zanahoria, 41
    mascarilla antiedad de puré de calabaza, 46
    mascarilla reafirmante de clara de huevo, 39
    mascarilla reafirmante de melocotón, 40
tratamientos antiencrespamiento
    enjuague capilar desencrespante, 101
    espray desencrespante de aloe y almendras, 122
    sérum desencrespante, 99
    tratamiento capilar con manteca de karité, 84
tratamientos detox. Véase recetas detox para el cuerpo, recetas detox para la cara, recetas detox para el cabello
tratamientos hidratantes. Véase hidratantes corporales; hidratantes faciales; hidratantes capilares
tratamientos para mimarte. Véase tratamientos para mimar tu cuerpo; tratamientos para mimar tu cara; regalos; tratamientos para mimar tu cabello
tratamientos para las manos
    crema de limón para las cutículas, 149
    crema de manos de lavanda, 141
    fortalecedor de uñas con aceite de oliva y limón, 173
tratamientos para los labios
    bálsamo labial con color de frutos del bosque, 72

bálsamo labial de lavanda, 37
bálsamo labial de manteca de cacao y miel, 38
brillo de labios de coco y mango, 68
pintalabios de remolacha, 62
tratamientos para los ojos
    batido detox superverde, 47
    crema calmante de lavanda para el contorno de los ojos, 42
    desmaquillante de ojos de aceite de oliva, 16
    gel descongestionante para los ojos de aloe y pepino, 60
    sérum alargador de pestañas, 71
    tratamiento antiojeras a base de melocotón, 61
tratamientos para los pies
    baño de pies detox con romero, 157
    baño de pies tonificante de árbol del té y menta, 162
    crema de vainilla y menta para los pies, 143
    espray podal refrescante de aloe y menta, 175
    exfoliante de naranja y jengibre para los pies, 132
    tratamiento exfoliante para los pies, 158
tratamientos para mimar tu cabello
    bálsamo para las puntas abiertas, 121
    bruma cítrica aclaradora, 113
    enjuague aclarador de camomila y limón, 117
    enjuague de té negro para dar intensidad al pelo castaño, 116
    espray cítrico voluminizador, 120
    espray desencrespante de aloe y almendras, 122
    espray desenredante cien por cien natural, 123
    espray «ondas playeras» de coco y sal marina, 115
    laca cien por cien natural, 112
    mascarilla capilar voluminizadora de arcilla, 124
    perfume para el cabello, 119
    sérum para el crecimiento del cabello, 125
    sérum protector solar, 114
    sérum reparador para el cabello apagado, 118
tratamientos para mimar tu cara
    bálsamo labial con color de frutos del bosque, 72
    brillo de labios de coco y mango, 68
    bronceador natural en polvo, 67
    colorete luminoso de hibisco, 58

exfoliante facial de limón y azúcar, 65
gel descongestionante para los ojos de aloe y pepino, 60
iluminador para lucir un cutis radiante, 59
microdermoabrasión casera, 70
pintalabios de remolacha, 62
polvo facial antibrillo, 69
sérum alargador de pestañas, 71
tratamiento antiojeras a base de melocotón, 61
vaporizador refrescante de menta, 63
tratamientos para mimar tu cuerpo
    aceite de baño de olivas y rosas, 136
    baño con camomila y menta, 160-161
    baño de pies tonificante de árbol del té y menta, 162
    baño voluptuoso de chocolate, 170
    crema de manos de lavanda, 141
    espray corporal calmante para el verano, 165
    espray podal refrescante de aloe y menta, 175
    espray repelente de insectos de eucalipto, 167
    exfoliante de naranja y jengibre para los pies, 132
    exfoliante de sales contra las agujetas, 161
    fortalecedor de uñas con aceite de oliva y limón, 173
    loción de menta para el dolor muscular, 164
    perfume personalizado, 172
    polvos de talco naturales, 171
    tratamiento con árbol del té para la piel irritada, 169
    tratamiento de aloe para después del sol, 168
    tratamiento refrescante anticomezón, 166
    vaporizador corporal de rosas y pomelo, 163

vaho herbal purificante antiacné, 57
vaporizador corporal de rosas y pomelo, 163
vinagre de manzana, sobre, 6, 109
    enjuague capilar con vinagre de manzana y limón, 108
    tónico de vinagre de manzana, 22
vitamina E (aceite), sobre, 17

yogur, sobre, 6, 53
    limpiadora de yogur y avena
    mascarilla purificadora de yogur y arándanos, 52
    tratamiento antimanchas de yogur y limón, 54

Sobre la autora

ANNIE STROLE es maquilladora, experta en belleza natural y redactora de estilo, belleza y cosmética casera en la web Lovelyish.com.

Nacida y criada en Texas, en la actualidad vive en Brooklyn con su gato, su perro, su marido y su hijo. Este es su primer libro.

ECOSISTEMA DIGITAL

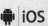